「関係」からみる乳幼児期の自閉症スペクトラム

「甘え」のアンビヴァレンスに焦点を当てて

小林隆児

[著]

ミネルヴァ書房

はじめに——本書の目的

　今日，乳幼児から成人に至るまで発達障碍と診断される事例が爆発的に増加している。今や成人において従来の臨床診断に当て嵌まらない事例に対して，まず疑われるのは発達障碍といわれるまでになっている。その理由の一つは，対人関係ないし対人コミュニケーションにおいて，どこか違和感を抱かせる事例に出くわすことが多くなったことである。それは発達障碍の中でも自閉症スペクトラム障碍（autism spectrum disorders: 以下 ASD）に該当するものである。ASD は，典型的な自閉症を中心に，アスペルガー障碍，高機能広汎性発達障碍など，対人関係障碍を中核症状とする病態すべてを包含するもので，最新のアメリカ精神医学会による疾患分類 DSM-5（American Psychiatric Association, 2013）で初めて正式に採用された疾病概念である。ASD の登場は，これに含まれる病態に共通してみられる対人関係障碍にはなんらかの共通の病理的基盤があるのではないかとの仮説がどこかに働いてのことではないかと思われる。そうでなければ一つの疾病概念として取り上げられる必然性はないからである。
　これほどまでに乳幼児期から成人にいたるまで対人関係障碍ないし対人コミュニケーション障碍の問題がクローズアップされてきたにも関わらず，いまだに ASD の病因を巡る議論では，子ども自身の「個体」側の要因，つまりはなんらかの脳機能障碍を想定した議論ばかりが取り上げられている。
　いかなる病態であろうと，その原因究明に当たってまず取り上げなくてはならないのは，その病態の実態をあるがままに丁寧に掬い取ることである。身体病の病理の解明に当たり，まずもって行われるのが顕微鏡による組織病理学的検索であるように，である。そのように考えていけば，ASD の病理解明に当たってまず行わなければならないのは，対人関係障碍，対人コミュニケーション障碍とされるものがどのようなものなのか，その実態の解明である。しかし，

先ほど述べたように，不思議なことに，対人関係障碍，コミュニケーション障碍と言われながらもいつも取り上げられるのは，子どもの側の要因のみで，もう一方の当事者である養育者ないし治療者（研究者）の存在はまるで一切関係ないかのような扱いである。

　発達障碍研究にみられるこのような動向の背景には，おそらく最近の脳研究の急速な発展が大きく関係していることは間違いの無いところであろう。精神医学も身体医学と同様に医学の仲間として伍してやっていくためには，精神疾患の身体的基盤の解明が不可欠であるからである。しかし，自閉症研究に当たっては脳研究の発展のみに帰すことのできない複雑な背景要因を考慮しておく必要がある。それは数十年前まで盛んに取り上げられてきた心因論仮説，つまりは自閉症の原因は母親の育て方の問題によるとされる，いわば母原病説によってもたらされた養育者バッシングとその外傷的体験である。

　筆者が医学部を卒業して臨床医になったのは昭和50（1975）年の春であった。当時はラターの言語認知障碍仮説（Rutter, Bartak & Newman, 1971）がわが国にも紹介されて（高木，1972）間もない頃であったためか，いまだこの母原病説によるバッシングの被害を受けた母親が身近にいたのを鮮明に記憶している。この時代を経験した者たちの大半はこぞって言語認知障碍仮説になだれ込み，瞬く間にこの新仮説がわが国に広まっていった。その後現在に至るまで，自閉症問題で養育者側の要因を取り上げるのはタブー視されてきた。

　これまで筆者が自閉症は「関係」の問題であると主張し続けることができたのは，自身が臨床の場でそのことを常に実感してきたからである。そのことを確かなものとして主張できるようになったのは，今からおよそ20年前の平成6（1994）年春，東海大学の新設学部の準備室に着任し，母子ユニット（Mother-Infant Unit: 以下MIU）での母子臨床を開始したことによるところが大きい。筆者はここで自閉症の子どもたちの乳幼児期早期の母子関係にどのような難しさがあるのか，その実態を余すところなく観察してみたいとの強い希望を持っていた。そのため新たな臨床の場としてMIUを開設したのである。筆者はここでの臨床実践を通して，従来の医療の枠を取り払い，今から考えれば，信じ

られないほどの恵まれた環境の下で，臨床研究を蓄積することができた。

　自閉症の対人関係障碍の内実はどのようなものか，それを明らかにするためには，可能な限り乳幼児期早期の段階で観察していく必要があるし，その際「関係」という視点から捉えることが必須である。幸い，MIUを創設する際に，「関係」をしっかりと観察することが可能な物理的環境を整えることができた。さらに幸いだったのは，このMIUが大学病院と同じ敷地内の新設学部に併設され，大学病院受診者が通うことのできる環境にあったことである。そのためもあって，筆者は乳児を含め多くの乳幼児の臨床を体験することができたのである。

　しかし，MIUでの実践を開始した当初は，「関係」を取り上げることへの風当たりは非常に強く，正面切って公の場でその成果を発表するには相当の勇気を必要とした。MIUで多くの事例と出会ってきたにもかかわらず，当時の空気を考えると，臨床で得られた知見は慎重に開陳せざるをえない状況であった。そのような事情もあって，今振り返ってみると，これまでに研究で実際に取り上げた事例は全体の4分の1にも満たなかった。

　確かに筆者がMIUで取り組んできた臨床実践の全体像を公にすることを避けてきたのは，一つには今述べたような理由もあったが，それだけではないのも事実である。最も大きかったのは，これまで蓄積してきた臨床データがあまりにも膨大であるため，それをまとめる作業に本腰で取り組むことは容易ではなかったという思いであった。

　かなり前からこの研究を世に問うことは筆者に与えられたミッションであると強く思ってはいたが，なかなかこの作業に取りかかることができなかった。筆者のライフワークとの思いが強かったがゆえに，その全容の解明をいまだに果たしていないことが筆者にとってはいつも気がかりでやり残している大切な宿題のようなものであった。しかし，1年半あまり前に18年ぶりに福岡に戻り，時間的にも精神的にも多少のゆとりを取り戻すことができたことを機に，筆者はMIUでの実践の全体像をまとめることに着手することにした。

＊＊＊

　発達障碍の臨床問題を考えるに当たって，まずもってわれわれが取り組まなければならないのは，「発達」と「障碍」についてどのように捉えるかということである。そのことをないがしろにしたまま安易に国際診断基準に従い，臨床を実践してきたことが，今日的な状況，つまりは「発達障碍」なる用語の流行とその概念の拡散につながったのではないか，外来語を安易に導入したところにその原因を求めることができるのではないか，と思われるのである。

　これまで発達障碍は，一般的に「子どもの発達途上で出現する（能力）障碍（disability）であり，その障碍が生涯にわたってなんらかの形で生活上の困難（handicap）として持続し，その基盤には脳の機能障碍（impairment）が想定されるもの」と理解されてきたが，思春期以降，成人例において発達障碍とみなされる根拠の多くは，対人関係にまつわる深刻な問題が大半である。このように発達障碍なる概念が汎用されるようになったにもかかわらず，肝心要の「発達」や「障碍」なる概念そのものをどのように考えるか，その検討がないがしろにされてきた。

　「ヒト」が「人」になっていく現象として「発達」を捉えるならば，そこには他者が介在し，常に他者との関係の中で，「発達」という営みは展開している。養育者と子どもとの関わり合いが不可欠であり，その中で初めて「ヒト」は「人」らしくなっていくものである。それゆえ，子どもの発達を「関係」の中で捉えていくことは必須の条件であるが，なぜかいまだ子どもの発達は「個」という視点から抜け出すことなく論じられることが多い。

　胎生期から子ども（胎児）と養育者との間には濃密な交流が生まれ，生誕後，急速に「ヒト」が「人」になっていく。その過程こそ「発達」といわれるものの内実である。よってわれわれが「発達」の「障碍」を問題にするためには，まずは「発達」過程でどのようなことが起こっているかをしっかり踏まえておくことが求められる。生誕後，とりわけ乳幼児期早期の生後3年間，子どもと養育者との間でどのような交流が蓄積されて，現在の姿となったのか，そのことを抜きに，発達障碍を語ることはできないのは至極当然のことである。現に，

はじめに

　子どものこころの臨床の従事者の多くは，乳児期から直接子どもたちと出会い，その中で子どもたちの「発達」の過程そのものに触れ合っているはずである。しかし，不思議なことに，医療現場では，乳幼児期早期の子どもたちを観察し，理解する時，子どものみを取り上げるばかりで，親子の関わり合いそのものを直接取り上げることはほとんどないのが現状である。乳幼児期の子どもたちについて，「個」から捉えるばかりで，「関係」から捉えようとしない。

　その最大の理由の一つは，これまで子どもの発達が能力に定位した「個体能力発達観」を中心に捉えられてきたことにある。そのため，どのような能力がいつ頃獲得されるか，子どもの能力発達に焦点が当てられ，それを中心に障碍や教育・療育などが論じられてきた。さらにそれに呼応するようにして，精神医学界も，身体という実体を対象とした身体医学をモデルとしたことによって，こころの病いについて，「個」に焦点を当てて捉えることを常としてきた。そしてさらに今日では「脳障碍」との関連で考えられることが多くなった。このことによって精神医学も身体医学と同じ土俵で取り組むことがより現実的になってきたということである。

　しかし，子どものこころの問題，とりわけ発達障碍を考えていこうとすれば，本来の「発達」過程を踏まえた理解がとりわけ求められるはずである。そこでは「関係」という視点が不可欠である。しかし，わが国の児童精神医学界では，自閉症の母原病説なる珍説が流布した時代を経験したため，養育者を取り上げることは極力回避されてきた。このことが発達障碍理解を大きく歪めた一つの要因だと筆者は考えている。「関係」という枠組みから発達障碍を捉えるためには，養育者の存在（さらに治療者も）を避けて通ることはできない。子どもと養育者がどのように繋がり合いながら，相互に影響を及ぼし合っているか，その複雑な様相を予断と偏見を排して観察していくことが，本来の発達障碍理解には不可欠だと考えるからである。

　そこで筆者は，発達障碍を理解する上で基本とすべき考えとして以下の諸点を柱とし，本研究に着手した。

　①従来のみかたで能力発達やその障碍を捉えるのではなく，こころの発達に

定位した発達過程を観察すること。

　②発達障碍にみられる現在の症状や障碍の大半は，過去から現在に至る過程で形成されてきたものであること。したがって，その形成過程を可能な限り捉えるために，乳児期から子どもと養育者との「関係」においてどのようなことが起きているのか，その内実を捉えること。

　③発達障碍にみられる症状や障碍は将来にわたって改善したり増悪したりする，つまりは変容していく可能性がある。そこでこれまで症状や障碍として捉えられてきたものが加齢とともにどのような変化を示すか，さらには「関係」に焦点を当てた治療を通して，「関係」がどのように変容し，その結果，子どもにみられた症状や障碍にどのような変化が起きるかを把握するとともに，その変化をもたらした要因について考えること。

　④発達障碍においては，土台が育ってその上に上部が組み立てられるという一般の発達の動きが阻害されていることから，その最も土台となるものが何かを明らかにすること。

目　次

はじめに——本書の目的

第 1 章　研究方法と研究対象 …………………………… 1
1　母子観察の物理的環境 ………………………………… 1
　（1）　母子治療室…… 1
　（2）　観察室…… 1
　（3）　治療観察記録の録画ビデオテープによる振り返り…… 3
2　母子観察の枠組み ……………………………………… 3
　（1）　新奇場面法（Strange Situation Procedure: SSP）…… 3
　（2）　アタッチメント研究で明らかになった
　　　　アタッチメント・パターン…… 5
　（3）　SSP を用いて観察しながら感じたこと…… 5
　　　①アタッチメント・パターンを評価することの困難さ　6
　　　②母子間にみられる繊細なこころの動きを
　　　　捉えることの大切さとむずかしさ　6
　　　③アクチュアルなこころの動きをどのように捉えるか　7
　　　④行動の意味は文脈を通して初めて明らかになる　8
3　「アタッチメント」研究に孕まれた問題 ……………… 8
4　母子関係の観察について ……………………………… 10
　　　——「甘え」の視点から捉えることの意義
　（1）　「甘え」について…… 11
　（2）　言葉はどのようにして獲得されてゆくか…… 12
　（3）　「甘え」とアンビヴァレンス…… 13
　　　①「甘え」は相手次第であること　13
　　　②必然的に「甘え」はアンビヴァレンスを胚胎せざるをえない　13

5　母子関係の様相をいかに記述するか……………………………14
　　（1）アンビヴァレンスを「いま，ここで」捉えること……14
　　　　　　──アクチュアリティとリアリティ
　　（2）アンビヴァレンスの現われをいかに記述するか……15
　　（3）エピソード記述について……16
　　（4）本研究の観察法とエピソード記述の関係について……17
　6　「主観」の世界を積極的に取り上げることの意義………………18
　　　　　──〈主観─客観〉図式への囚われからいかに脱皮するか
　7　非言語的，情動的世界での「甘え」にまつわる
　　　言動を捉えることを可能にしているものは何か………………22
　8　研究対象……………………………………………………………24
　　（1）対象の年齢構成……24
　　（2）対象の知的発達水準……25
　　（3）対象の臨床上の特記事項について……26

第2章　0歳台（乳児期）の子どもの母子関係………………39
　1　対象55例にみられた乳児期の特徴………………………………39
　2　直接観察した乳児…………………………………………………43
　　　　事例　A男　4ヶ月／事例　B男　8ヶ月／事例　C子　9ヶ月

第3章　1歳台の子どもの母子関係……………………………51
　1　SSPからみた母子関係の様相……………………………………51
　　　　事例1　1歳0ヶ月　男児／事例2　1歳0ヶ月　男児／事例3
　　　　1歳4ヶ月　男児／事例4　1歳7ヶ月　女児／事例5　1歳8ヶ
　　　　月　男児／事例6　1歳9ヶ月　女児／事例7　1歳11ヶ月　男児
　　　　／事例8　1歳11ヶ月　男児
　2　1歳台にみられる「甘え」にまつわる母子関係の様相…………78
　　（1）関係からみた甘えのアンビヴァレンス……78

（2）「アンビヴァレンス」の具体的な表現型……79
　　①心細さや「甘え」を相手に直接向けることができない　80
　　②母親の顔色をうかがう——「変態的な依頼関係」（土居）　82
　　③母親に対して回避的態度を取る——「拗ねる」　82
　　④「悲しみ」や「怒り」が抑制されやすい　83
　　⑤子どもの情動調整の問題　85
（3）母子関係の様相……86
　　①子どもの「アンビヴァレンス」を
　　　母親がどのように受け止めているか　86
　　②母子関係のズレはどのような内実を孕んでいるか　88
　　③複雑な母子コミュニケーションの問題——「二重拘束」的状況　89

第4章　2歳台の子どもの母子関係……91
1　SSPからみた母子関係の様相……91
（1）回避的行動が進展したもの……93
　　①「怒り」を直接相手に向けることができない　93
　　　事例13　2歳3ヶ月　男児
　　②相手を無視する態度を取って「拗ねる」——「自閉的行動」　98
　　　事例18　2歳8ヶ月　男児／事例19　2歳9ヶ月　男児
　　③関わり合うことを回避して，一定の距離を取って相手に近づかない
　　　——「落ち着きのなさ」，「多動」　105
　　　事例10　2歳1ヶ月　男児／事例24　2歳10ヶ月　男児
　　④他者に頼ることができない——「過度に自立的な振舞い」，「マイペースな行動」　114
　　　事例14　2歳3ヶ月　男児
　　⑤同じことを繰り返す，同じ状態を保つ——「同一性保持」，「常同反復行動」，「限局した興味」，「強迫的こだわり」　118
　　　事例9　2歳0ヶ月　男児／事例14　2歳3ヶ月　男児（再掲）／
　　　事例20　2歳9ヶ月　男児
（2）相手を巻き込む行動へと進展したもの……126

　　　　①注意喚起行動としての自己刺戟行動——「自傷」　126
　　　　　　事例1　1歳0ヶ月　男児／事例22　2歳9ヶ月　男児
　　　　②相手の関心を引き寄せるためにあの手この手を使う——「挑発的行動」　134
　　　　　　事例12　2歳2ヶ月　男児／事例16　2歳4ヶ月　男児
　　（3）「変態的な依頼関係」（土居）が進展したもの……　142
　　　　①相手の期待に応えることで注目してもらう——「良い子」になる　143
　　　　　　事例15　2歳3ヶ月　女児／事例18　2歳8ヶ月　男児（再掲）
　　　　②相手に取り入る，わざとらしく他者に甘えてみせる——「媚びる」，「当てつける」，「見せつける」　148
　　　　　　事例22　2歳9ヶ月　男児（再掲）／事例24　2歳10ヶ月　男児（再掲）
　　　　③相手の意のままになる，相手の思いに翻弄される　149
　　　　　　事例21　2歳9ヶ月　男児
　　（4）周囲の刺戟に圧倒されて，
　　　　明確な対処行動を取ることができない……　154
　　　　①外界刺戟を遮断する——「耳塞ぎ」　155
　　　　　　事例11　2歳1ヶ月　男児／事例23　2歳10ヶ月　男児
　　　　②外界刺戟に圧倒され，どうすることもできない——「カタトニア」，「昏迷」　162
　　　　　　事例11　2歳1ヶ月　男児（再掲）／事例17　2歳7ヶ月　男児
　2　2歳台にみられる「アンビヴァレンス」の様相……………　166
　　（1）対人回避的傾向から進展した対処行動……　167
　　（2）母親との関係を求めるための対処行動……　169
　　（3）母親の顔色をうかがう行動が進展した対処行動……　170
　　（4）明確な対処法を見出すことができず
　　　　周囲に圧倒された状態……　171
　　（5）母親も負の循環に巻き込まれることによって
　　　　多様な反応が引き起こされる……　172

第 5 章　 3 歳台以降の子どもの母子関係………………………… 173
1　SSP からみた母子関係の様相………………………………… 173
（1）　「アンビヴァレンス」が表面に現われづらくなり，

対処行動も多彩になる…… 174

事例33　3 歳 4 ヶ月　男児／事例36　3 歳 4 ヶ月　男児／事例37　
3 歳 6 ヶ月　男児

（2）　相手によって態度が変わりやすく，

演技的な色彩が濃くなる…… 185

事例29　3 歳 1 ヶ月　男児／事例33　3 歳 4 ヶ月　男児（再掲）／
事例37　3 歳 6 ヶ月　男児（再掲）

（3）　相手に対して距離を取りながら，妙に快活に振舞う…… 190

――「軽躁状態」

事例27　3 歳 0 ヶ月　男児／事例28　3 歳 0 ヶ月　女児

（4）　独語様につぶやく，自分の世界に没入する…… 200

――「妄想」，「自閉」

事例42　4 歳 0 ヶ月　男児

2　3 歳台以降にみられる「アンビヴァレンス」の様相…………… 205

（1）　生後 3 年間に「アンビヴァレンス」への

多様な対処行動が出現する…… 205

（2）　3 歳台以降に顕著となるもの…… 206

①「アンビヴァレンス」のこころの動きが見えづらく，

表現型は固定化していく　206

②相手によって態度を変えるなど，演技的な振舞いが目立つ　206

③母子双方に潜在化した「怒り」が垣間みられる　206

（3）　3 歳台以降では「アンビヴァレンス」は潜在化し，

病理的行動が前景化していく…… 207

（4）　子どもの対処行動も母親の関わりも

「関係障碍」によってもたらされたものである…… 207

第6章 関係介入によって母子関係はどう変わるか……209
——「アンビヴァレンス」の世代間伝達を断ち切る
事例　D男　初診時年齢1歳1ヶ月／事例　E男　初診時年齢3歳10ヶ月

第7章 「関係」からみることによって自閉症スペクトラムの理解はどう変わるか……225
1. 自閉症スペクトラム研究における本研究の独創性……225
2. 0歳台（乳児期）における母親に対する回避的反応と「アンビヴァレンス」の萌芽的段階……226
3. 1歳台にみられる「アンビヴァレンス」の表現型の原初的形態……227
4. 「甘えたくても甘えられない」心的状態の子どもはそれにどう対処するか……228
5. 「アンビヴァレンス」によって生まれる不安への多様な対処行動……230
6. 行動上の病理現象を対処行動として捉えることの重要性……231
7. 「関係障碍」という視点の持つ意義……232
   ——母親の関与も子どもの行動によって引き起こされる
8. 母子関係のズレは何に起因するか……235
9. 日常語で理解することの大切さ……237

今後の展望——あとがきに代えて……239

文　献

第 1 章
研究方法と研究対象

1　母子観察の物理的環境

　ここで母子ユニット（Mother-Infant Unit: 以下 MIU）の物理的環境の概略を述べる。[1]

（1）母子治療室
　母子治療室の面積は 47 m^2。親子がのびのびと振舞うのに十分過ぎるほどの広さである。その見取り図を図1に示すが，その内部の構造は図2（入口から見た内部），図3（入口の反対側から見た内部）に示されているように，床にはループのじゅうたんが敷き詰められ，滑り台，シーソー，パステルブロック，トランポリン，運動マットなどが常備され，その他小さな机と椅子が壁際に設置され，その上に小さな乗り物，ままごと遊びセットなどが適宜置かれている。

（2）観察室
　母子治療室での様子は母子治療室内部の天井に設置された3台のビデオカメラ（中央，部屋の両コーナー）を通して，ドアを介した隣の観察室（図4）（面積は 36 m^2）で録画と記録が行われている。3台のビデオカメラを用いることによって，あらゆる角度からの観察も可能となり，かつズームアップにより，

（1）　詳細については拙著『自閉症の関係障害臨床』（小林，2000，42-53頁）を参照のこと。

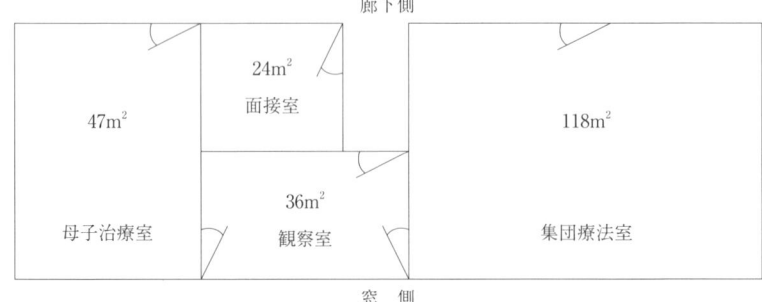

図1　MIUの見取図

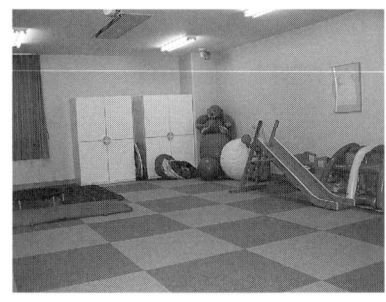

図2　入口から見た母子治療室の内部

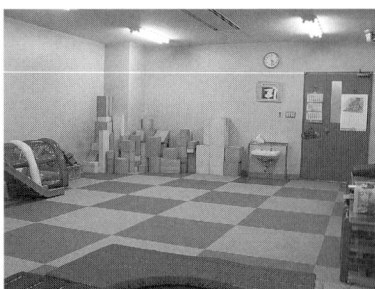

図3　入口の反対側から見た
　　　母子治療室の内部

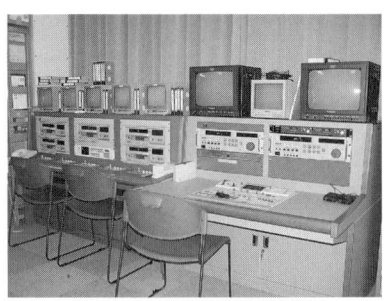

図4　観察室

母子双方の表情や関係の様相が克明に観察できる環境にある。観察室では常時数名のスタッフがビデオカメラの操作と録画に従事している。

（3） 治療観察記録の録画ビデオテープによる振り返り

MIU では全例において初回の SSP（後述）の観察記録のみならず，毎回の治療観察記録の録画ビデオテープをその都度家族に手渡し，自宅で両親に振り返ってもらい，その感想を次回に持参してもらっている。参加の難しい父親にも治療の実際を見てもらうとともに，両親間で子ども理解に役立ててもらいたいとの願いから生まれた試みである。

倫理的配慮については，治療記録の録画を開始する際に，家族に研究の使用目的を口頭で説明した上で同意書に署名をしてもらっている。

2　母子観察の枠組み

（1） 新奇場面法（Strange Situation Procedure: SSP）

MIU の活動の最大の目的は，乳幼児期の母子間の関わりにくさがどのような性質のものかを把握し治療に活かすことである。そこで重要になるのが，関わりにくさの特徴を捉える際にどのような枠組みを用いて観察するかということである。そこで筆者が採用したのは新奇場面法（Strange Situation Procedure: 以下 SSP）（Ainsworth et al., 1978）（図5）である。SSP はアタッチメント研究において世界中で用いられている標準的な枠組みとしてよく知られているからである。

SSP は元々，子どもが養育者（ここでは母親）に向けて示すアタッチメント行動の特徴（パターン）を評価するための心理学的実験の枠組みとして開発されたものである。図5に示されているように，子どもと母親に母子分離と母子再会の場面を人工的に作り，そこで子どもが養育者に対して示すアタッチメントにまつわる反応を主に観察し，母親不在によって心細い状態に置かれた際に，子どもは母親に対してどのような行動を取るかを観察する。そこで示されたア

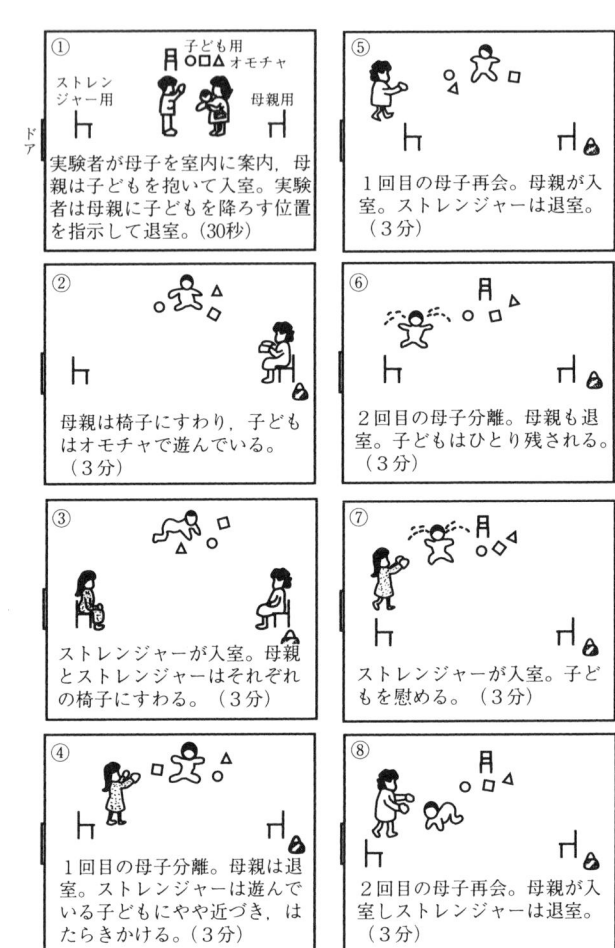

図5 ストレンジ・シチュエーションの8場面
(出所) 繁多, 1987, 79頁

タッチメント行動の特徴から評価がなされる。これが世界中で行われているSSPの用いられ方である。

　本来SSPは、アタッチメント関係が深まり、アタッチメント形成がほぼ出来上がるとされている1歳児(厳密には1歳0ヶ月から1歳6ヶ月)を対象として考えられたものである。この対象より年長になると、子どもは心細い心理状

態になった際に，子どもなりの様々な対処法を身につけるようになることから，アタッチメント・パターンそのものが様々に修飾されていくことが考えられるからである。

（2）アタッチメント研究で明らかになったアタッチメント・パターン

　1歳児の「健常」な典型例では，養育者と分離した子どもは分離不安を起こして泣きながら養育者の後を追い，しがみつこうとする。養育者の代わりにストレンジャー（見知らぬ人）が相手をしても不安はおさまることなく，養育者との再会によって初めて再び安心して落ち着いていく。このような平均的なアタッチメント・パターンを安定型（secure type）（Bタイプ）と呼ぶが，このような安定した母子のアタッチメントを示さないものを不安定型（insecure type）と呼び，具体的には以下の3つに分類されている。

　第一に，養育者との分離で特に抗議をすることもなく，再会しても母親を無視するようにして回避的行動をとる場合がある。このようなアタッチメント・パターンを回避型（avoidant type）（Aタイプ）と呼んでいる。

　第二に，母親と一緒にいる時に用心深く，母親の近くを徘徊して寄り添わないが，養育者との分離には強い分離不安と抗議を示し，再会しても安心できない場合がある。これをアンビヴァレント型（ambivalent type）（Cタイプ）と呼んでいる。

　第三に，回避型とアンビヴァレント型の混合型ともいえるもので，養育者とともにいる時も，分離の時も強い葛藤と困惑を示すとともに，常同行動などの奇異な行動を呈する場合がある。これを無秩序型（disorganized type）（Dタイプ）と呼び，虐待が関連している例に非常に多いと考えられている。

（3）SSPを用いて観察しながら感じたこと

　本来，SSPはアタッチメント・パターンを評価するために使用されている。しかし，筆者がSSPを採用したのは，母子治療を行うにあたって，母子関係の問題の所在を明らかにし，それを治療に活かすためであって，世界中で広く

行われているアタッチメント研究の多くの知見との比較検証を行うためではなかった。筆者の関心はあくまで臨床に役立つ知見の収集であった。そのように考えながらSSPを実施していくと，筆者は実際にアタッチメント・パターンの評価を行う中で次のような問題を強く意識するようになった。

①アタッチメント・パターンを評価することの困難さ

アタッチメント・パターンについて取り上げられている分類とその特徴をみると，子どものアタッチメント行動の特徴が抽出されて描かれてはいるが，その一方で関わる側の母親の行動特徴はほとんど捨象されている。行動科学の枠組みで生み出されたアタッチメント研究であるため当然のことではあるが，実際にアタッチメント・パターンの評価を行ってみると，評価する者は子どもの行動のみを客観的に観察することなどできないことにすぐに気づく。なぜなら，他者の行動を観察する際に，われわれは単に行動のみを冷めた目で捉えているわけではなく，行動の背後に当事者のこころの動きをも感じ取りながら他者を観察しているからである。こころの動きが初めに起こり行動はその反映としての結果であって，その逆ではない。勿論，行動そのものがこころに影響を及ぼすこともあるが，そのこころの動きが新たな行動を引き起こすことになる。このことは素朴に考えてみれば至極当然なことである。とりわけ筆者の場合，実際の母子臨床のための関係理解の枠組みとして用いているわけで，自分を黒子にして冷めた目で行動観察のみをすることは到底できない。そのような観察は，非現実的で極めて不自然な見方であることを痛感させられたのである。臨床の立場からすれば，行動観察によって捨象された母子双方のこころの動きにこそ，母子関係を左右している核心的な問題が潜んでいるのであって，関係の問題を理解する上で不可欠なものだと思えるのである。

②母子間にみられる繊細なこころの動きを捉えることの大切さとむずかしさ

筆者はSSPにおいて母子間の関わり合いの様相をありのままに観察するように心がけてきたが，そこでとても驚かされたことは，幼児ばかりでなく乳児であっても（だからこそ，というべきかもしれないが），母親の一挙手一投足にいかに繊細で敏感な反応を示しているかということであった。このことこそが

筆者自身 MIU を創設して母子関係を観察しようとした最大の目的であったのだが，実際に体験してみて初めてわかったことが多い。それは驚きの連続であった。ただ，ここで問題となったのは，そうした母子双方の関わり合いの機微をいかに記述し，データとして提示しうるかということであった。行動学的枠組みのみならず，精神医学的枠組みにおいてさえ，このような性質の事象をアクチュアルに取り出すための明確な方法をもち得なかったからである。

　③アクチュアルなこころの動きをどのように捉えるか

　これまで筆者が母子間で展開する関係のありようを把握する際に，常に腐心してきたことは，「関係」のありようをいかに把握し記述するかということであった。「(二者)関係」は時々刻々と変化するものであって，一時もとどまってくれない。それゆえ「関係」のありようを把握し，描写することはある意味では原理的に不可能である。「個」としての特徴を描写することには長けていても，「関係」を描こうとすることにこれまで人間科学が躊躇してきたのはそうした理由にもよっている。

　しかし，実際にはわれわれは対人関係の動きを一瞬一瞬の動きとして捉えているわけではなく，ある瞬間の動きを感知する際にはその前の動きが自らの身体に記憶され，さらにはその次の瞬間をも予期しながら，その動きを感じ取っているものである。それゆえに，動きをまとまりのあるものとして捉えることが可能になる。「関係」を扱うことの困難さはひとえに「アクチュアリティ」の問題と重なるからであるが，このような人間の知覚の特性を考えると，「アクチュアリティ」を把握する際に最も重要な役割を果たしているものこそ原初的知覚の一つとされる力動感（vitality affects）(Stern, 1985) だということを今更ながら実感するのだ。この知覚の最大の特徴は，多様な刺激の動きの変化を

（2）　原初的知覚は，われわれが日常的に実感している五感とは異なり，普段意識することはほとんどないが，五感の奥深いところに通奏低音のようにして常に機能している知覚様態である。この種の知覚としては，力動感の他，相貌的知覚（Werner, 1948），無様式知覚，交叉様相知覚，共通感覚などがよく知られているが，各々切り口の違いから，異なった名称で呼ばれている。筆者は，力動感と相貌的知覚によって関係臨床における重要な視点を得た。

敏感に感知するところにあるからである。「アクチュアリティ」における動きの変化を感知することをこの原初的知覚が可能ならしめてくれているのである。

④行動の意味は文脈を通して初めて明らかになる

ついで筆者が強く思ったことは，子どもの反応に対して行動次元のみを取り出すことの問題である。SSPで筆者は常に子どもの動きを，母親との関係の中で，さらには場全体の状況との関連の中で，読み取るように心がけてきた。なぜなら，子ども（に限らず人間）の行動はすべからく環境（内部環境を含む）との関係の中で生起するものであって，けっして自生的に立ち上がるものではないからである。それゆえ，観察された子どもの行動の意味を理解しようとすれば，必ずその行動の起きた状況，文脈などを考慮しなければならない。前後の状況，背景，当事者のこころの動きなどをも考慮することによって初めて的確な理解が可能になるからである。しかし，なぜか発達（障碍）臨床においては，そのようなことが考慮されていないのではないかと思われてならないのである。

3 「アタッチメント」研究に孕まれた問題

鯨岡（2012, 116-148頁）は関係発達論の立場から「アタッチメント」研究が孕む問題点として以下のことを指摘している。

第一に，先にも述べたようにアタッチメントがそもそも行動科学的枠組みとしての概念装置であったがゆえに，こころの問題に取り組む上で最も重視され

（3）　原初的知覚の一つである力動感が通常の五感と大きく異なる点は，普段五感で区別していると思われる多様な刺戟（例えば，人の声は聴覚で，色や文字は視覚で，臭いは嗅覚でなど）に共通した，刺激のもつ強弱や大小の動きの変化やリズムなどを鋭敏に知覚しているところにある。「とげとげしい話し方」，「黄色い声」などの譬えをわれわれが理解できるのは，力動感を初めとする原初的知覚に依っている。五感全体に通底している原初段階での知覚である。この知覚の特徴として最も重要なことは，主体の気持ちの在り方によって知覚の在り方そのものも強く影響を受けることである。知覚が中立的で恒常的な働きをしているのではなく，情動のありよう（安心か不安か）によって知覚のありようが大きく異なるということである。

なくてはならないはずの主観,間主観の領域が捨象されることになった。その結果,「愛着」や「甘え」の事象のもつ微妙なニュアンスが搔き消されてしまった。

　第二に,「愛着する―愛着される」(「甘える―甘えられる」)という関係の問題として議論してこそ,「愛着する」という問題の本質に近づけたはずのところで,アタッチメント理論では,愛着する子どもを,その子どもの愛着を受け止める母親から分断して,子どもだけの行動に還元してしまった。両者の関係を分断してしまったことで,「愛着する」という事象のもつ意味を却って曖昧にしてしまったのではないか。

　第三に,本来は心の問題として,あるいは情動の動きとしてあったはずの「愛着する」という事象が,接近するかどうかのアタッチメント行動に置き換えられ,心の問題や情動の動きは視野から消されてしまった。身体的にくっつくことが本質的な問題ではなく,不安や「好き」という情動がまず子どもの内部に動いて,それがその情動を向ける対象の出方に応じて,さまざまな行動として現出するというのがこの事象の本質ではないか。

　第四に,「甘える」は生涯にわたって現れる事象である。しかも自分自身が甘える側であったり,甘えられる側であったりする中で多面的に現れる事象である。そしてそれは生涯に及ぶ,人間存在の根幹に関わる事象である。いま「育てる者」である人はかつて「育てられる者」だった人であり,いま「育てられる者」である子どもはいずれ「育てる者」になるはずの人である。そういう子どもと大人の関係の時間的変容過程に,「愛着する」,「甘える」が現れてくるのであるから,そこには実に複雑な事象が現出する。そのことが従来のアタッチメント研究においては掬い取れていないのではないか。

　そして最後に,質的研究の枠組みとも関連する問題として,従来のアタッチメント研究における観察者＝研究者の立ち位置が明らかでないことを鯨岡は取り上げている。

　「愛着する」「甘える」という事象がもつ意味は計り知れない深さと奥行きと幅をもっていることを考えて,研究者の立ち位置の問題を突きつめていけば,

アタッチメント研究で研究者が目指すのは，従来のアタッチメント研究にみられるような数量的・実証的な枠組みのもとでの抽象的一般的な意味の探求か，それとも個別具体の生の営みがもつ豊饒な意味の探求か，そこに研究者としての岐路があるとの指摘である。

4 母子関係の観察について
―― 「甘え」の視点から捉えることの意義

　SSPでの母子関係の様相を観察して強く実感させられたことの一つは，母子相互の動きを捉えようと努めると，その動きに伴って必ず観察者の内面に立ち上がってくるのが当事者自身のある内面の動きだということである。それは当事者自身の気持ち（こころ）を示すとともに，それが観察者自身の内面にも同じように立ち上がっている。とりわけ，ここで対象としている乳幼児期早期段階での子どもにおいては，主にアタッチメントに関する行動を捉えているわけであるが，それはわれわれ日本人にとっては「甘え」にまつわるこころの動きである。「甘え」はいまだ言葉をもたない乳児が養育者に抱く情動で，そこに両者間の非言語的コミュニケーション世界が展開する。したがって，この次元でのコミュニケーションの様相を観察し把握するためには，その情動の動きを把握することが求められる。その意味でわれわれ日本人にとって「甘え」の世界のこころの動きを体験的に熟知していることは，SSPを観察する上で大きな武器となる。そのような理由から，筆者はSSPによって得られた母子関係の様相を「甘え」の視点から観察し記述することが，この非言語的，情動的コミュニケーション世界を把握するために不可欠な作業であることを確信した。そこで，「甘え」の視点から捉えることによって，関係理解の上でどのような視界が開かれるかを述べるが，その前にわれわれ日本人にとってはあまりにも自明な「甘え」について考えることから始めることにしよう。

（１）「甘え」について

「甘え」を切り口にして精神医学領域のみならず，その周辺領域にまで多大な影響を与えるほどの功績を残したのが「甘え」理論で知られる土居健郎（1920-2009）（土居，1971，2001）である。「甘え」理論が精神医学の領域において大きな影響を与えたことは確かであるが，そこで常に問題とされたのが，「甘え」とは何を指すか，その定義を巡る問題であった。

土居は何でも「甘え」で説明しようとするが，そこでの「甘え」が次々拡大解釈されているとの批判である。このように「甘え」理論に対する批判の多くは「甘え」の定義を巡っての論争という形をとっていた（井村ら，1968；竹友，1988）。その議論の中心にあったのは「甘え」という具体的な特殊状況をさす日常語に普遍的な意味を持たせて学術用語として使用することの是非を巡る問題であった。そこでは精神分析的概念として用いる際の「甘え」はどのように定義されるのか定かではないというのが主だった批判であった。

生前土居は「甘え」がなぜ誤解されやすいかについて言及しながら，「甘え」を以下のように説明している。

「筆者（引用者注：土居）は『甘え』は『甘える』の動名詞として『甘える』心の動きが如何様にせよ働いている場合をさすと考え，その原型は乳児が母親を求めることにあるとする。要するに，『甘え』は…（中略）…概念である。それは精神分析的思考においては対象関係を求めての原初的衝動に相当することになる。」（土居，1998，322頁）

「筆者がやったことは，『甘え』が現象として不在と見える場合も，その欲動が抑圧されるか否定されるという形で無意識に潜んでいると解釈し得ることを示すことであったのである。」（土居，1999，972頁）

「甘え」は「甘える」の動名詞であるゆえ，「甘える」ことに関連するあらゆる事象が包含され，表面的には「甘え」とは全く関係ないかのように見えながら，潜在的に「甘え」が関わっていると考えられるものを含むというわけである。

（2）　言葉はどのようにして獲得されてゆくか

　ここでぜひとも考えなくてはならないことは，そもそもわれわれは言葉を身につけていく際に，初めて聞く言葉を，その定義とともに学び，取り入れていくわけではないということである。その原初段階にまで遡れば，主に母親を通して，ある対象，たとえば犬を前にして，たとえば「あれはワンワンだね」と教えられる。それを学んだ子どもは，次の段階で，猫を前にして「ワンワン」と言えば，母親から「あれはワンワンではなく，ニャンニャンだよ」と教えられる。けっして「ワンワン」はこれこれという特徴をもつものとして教えられるわけではない。さらに間違って用いたならば，「ワンワン」ではなく，「ニャンニャン」だよと訂正され，その違いが説明されることになる。そんなふうにしてわれわれは言葉を身につけている。言葉の定義は，のちのち学術的な論議の場において，初めて問題となるようなものである。したがって，われわれが例えば「甘え」という言葉の意味を探る際に，定義は何かという問題から入るのではなく，「甘え」あるいは「甘え」にまつわる事象としてどのような言葉があり，それをわれわれが実際にどのような意味合いを込めて用いているかを内省的に検討する中で，その言葉の原義に迫ることが必要である(4)。その意味で土居の指摘した「甘え」という言葉の持つ意味の解説は，現実的で理にかなったものだということができるのである。

　自然科学における研究では，研究に用いる概念を前もって厳密に規定することから始まるが，人間科学において大切なことは，日常われわれが用いている言葉の意味を探ろうとする際，どのような意味合いを込めて使用しているかを自ら内省することによって確かめ合いながら検討していくことである。土居による「甘え」の定義はそのような手法によっていると考えてよい。

（4）　ここで論じている言語獲得にまつわる問題は，ソシュールの言語学にはじまる構造主義と深く関係している（丸山，1981）。日常的にわれわれが何気なく用いている言葉の意味するものを自らの内省によって深く掘り起こして考えていく作業は，現象学でいうところの「本質観取」と言われているものである。本質観取について筆者は西（2001）に深く学んだ。

(3) 「甘え」とアンビヴァレンス

「甘え」の視点をもつことによって，われわれが関係を理解する上でアタッチメントにはない視点を獲得することができる。

①「甘え」は相手次第であること

「甘え」が「アタッチメント」と最も大きく異にする点は，「甘え」が享受できるか否かは相手次第だということである。甘えることができるのは，甘えを受け止め，受け入れてくれる（甘えさせてくれる）人がいるからであって，一人で「甘え」を充足することはできない。「甘え」を考える際には，必ず相手がいかなる状態にあるかを念頭に置かざるをえない。それゆえ必然的に二者関係を問題にせざるをえないのである。[5]

乳児期，子どもは一人では何事も完遂することはできない。生命を維持していくためには養育者に絶対的に依存しなければならない。

しかし，子どもを養育する側の母親たちは，子どもの「甘え」をいかなる場合でも受け止めることができるかといえば，そのようなことは不可能である。親には親としての事情があり，時には子どもの「甘え」に対して否定的な思いを抱くことさえ少なくない。その背景には母親自身の歴史的背景が深く関与しているものなのである。

それゆえ，無力な子どもは，「甘え」という欲求を抱きながら，それを養育者の前でいかなる時にいかにして押し出すか，いつも気にかけなくてはならない。なぜなら，養育者は自分の「甘え」を必ず受け止めてくれるとは保証されていないからである。「甘え」は常に相手の出方によって，その表現型を大きく異にせざるをえない。それゆえ，そこでは実に複雑で繊細なこころ模様が展開されることになる。ここにアタッチメントとはまったく様相を異にした「甘え」という独自な視点のもつ意義があると思われるのである。

②必然的に「甘え」はアンビヴァレンスを胚胎せざるをえない

さらに重要なことは，「甘え」が相手次第だということは，自分一人では思

（5） このことについて拙著『よくわかる自閉症』（小林，2008）に対する小倉（2008）の書評での率直な指摘から学んだ。

うようにならないゆえ必然的にアンビヴァレンスを孕むことになるということである。ここで「必然的に」といったのは，誰もが大なり小なりアンビヴァレンスを抱くことになるということである。「甘え」が100％充足されることなど現実的にはありえず，仮にそんなことがあれば，子どもは「甘え」というものを体験的に理解することができなくなる。なぜなら，何事でもそれが欠けることを体験することによって，初めてそれを対象として認識する道が拓かれるからである。子どもから大人に至るまで誰しも様々な形で「甘え」を示すのは，このアンビヴァレンスゆえだとさえいえる（鯨岡，2012，131頁）。そして，誰しも「甘え」をめぐってアンビヴァレンスを背負い込むことによって，その人固有の人格や対人関係の持ち方を身につけることになる。つまり，われわれが日常目にする「甘え」の多くは屈折した「甘え」であるということなのだ。本来の「甘え」は母子間の相互の信頼感を生み，ことさら目につく形で露わに表に出ない。それゆえ，われわれが子どもの中に「甘え」を見て取ることができる際には，同時にそこには子どもの「アンビヴァレンス」が潜んでいることを念頭に置くことが必要だということでもあるのだ。

5　母子関係の様相をいかに記述するか

（1）　アンビヴァレンスを「いま，ここで」捉えること
　　　　――アクチュアリティとリアリティ

　これまで述べてきたように，筆者は本研究で母子関係の様相を，「甘え」という情動の動きを中心に観察することを目指したが，そこで最も重要になったのは，「甘え」のこころの動きの中心となる「アンビヴァレンス」をいかに読者にわかるように記述するかということであった。「アンビヴァレンス」が「関係」の中で現われることから，その関係のありようを記述することになるが，そこで重要な鍵を握るのが「アクチュアリティ」ということである。

　「現実」を言い表す言葉には，「リアリティ」と「アクチュアリティ」があるが，両者の原義には大きな差異がある。木村（1994，29頁）によれば，「リア

リティ（reality）」はラテン語の「レース（res）」つまり「事物」という語から来ていて，事物的・対象的な現実，われわれが勝手に作りだしたり操作したりすることのできない既成の現実を指す場合に用いられるのが原義である。これに対して「アクチュアリティ（actuality）」のほうは，ラテン語で「行為」「行動」を意味する「アクーチオー（actio）」から来ている。したがってそれは現在ただいまの時点で途絶えることなく進行している活動中の現実，対象的な認識によっては捉えることができず，それに関与している人が自分自身のアクティヴな行動によって対処する以外ないような現実を指している。

このことからもわかるように，アンビヴァレンスを捉えるということは，まさにこの「アクチュアリティ」の問題なのだ。しかし，科学はこのアクチュアリティを扱うすべを知らない。アクチュアリティは一瞬も固定することができないからである（木村，1994，30頁）。面接過程で常に生成しては変化し続ける情動の動きをいかにアクチュアルに捉えて対象化するか，そこに本研究の難しさがある。筆者が質的研究の一つである関与観察に基づくエピソード記述（鯨岡，2005）を参考にしたのは，こうした背景があってのことだったのである。

（2） アンビヴァレンスの現われをいかに記述するか

「甘え」は非言語的，非反省的な性質をもつ（土居，2001，84頁）ため，「甘え」もそのアンビヴァレンスも，当事者がそれ自体として実感をもって気づくことは困難である。たとえ気づくことができたとしても事後的にしかありえない。しかし，アンビヴァレンスの具体的な表現型である屈折した「甘え」を当事者は自覚できないにもかかわらず，周囲他者は容易に気づくことができる。ただ，それは原初段階での人間関係の質を示し，かつ情動を中心とした世界であるゆえに，言語化することには常に困難がつきまとう。リアリティとは異なるアクチュアリティの世界だからである。リアリティの記述は言語によって可能となるが，アクチュアリティそのものを忠実に記述することは原理的には不可能である。これまでその実態に可能な限り迫るために，多くの学者は試行錯誤を繰り返してきた。その代表的な観察方法が関与観察（Sullivan, 1954）であ

るが，具体的な記述方法として鯨岡（2005）は「エピソード記述」という方法を創案している。

　鯨岡がこの方法をもとに臨床現場の内実を捉えようと思い立った動機としては，第一に，人の生き様を生き生きと描きたいという強い思い，第二に，臨床研究においても量的研究が盛んに取り上げられるなど，エヴィデンス重視（evidence-based）の流れが加速化しているが，そうした流れがより一層，当事者（患者）の生きた姿を見えなくさせていることに対する強い危機感，そして第三に，本来臨床研究では研究者（観察者）も臨床現場で関与者として介在しているにもかかわらず，研究者自身の主体性が見えないことに対する強い批判などがあった。

（3）　エピソード記述について

　面接場面で起こる事象を捉える際に，最も重視すべきことは，どのような事象を捉えることによって，そこに患者のこころの動きを感じ取ることができるか，このことを可能な限り忠実に記述することである。面接過程でどのような事象に着目し，そこで何を感じ取ったかを述べることによって，面接場面での具体的な事象に迫るということである。そうした問題意識の中で筆者が出会ったのが鯨岡（2005）の提唱する「エピソード記述」であった。

　本来，面接過程で捉えられる患者のさまざまな反応の大半は治療者との関係性の中で起こっているものである。したがって，患者の動きは治療者との函数として捉えることが求められる。ただ，鯨岡（2005）が述べるように，本来，関与観察自体が，「観察する」と「関与する」という容易には両立しがたい二律背反的な性格を有している。一方では，観察事象を対象化して客観的に（自分を背景に退かせて黒子に徹する態度で）捉えることが求められ，他方で，観察対象を前にして観察者は自ら主体としてそこに何かを感じる態度が求められる。本来的に観察事象の記録化が困難な理由はここにある。そのような中で，エピソード記述は，様々な臨床場面に関与する者がそこで身を以て体験した印象的な事柄をエピソードとして記録に留めるために生み出されたものである。

エピソード記述においては，事象をあくまで対象化して脱自的に捉える見方と事象の下に何かを感じる見方，双方ともに必要だが（同，73頁），観察者がエピソードとして何を対象化し，図化していくか，その抽出過程においては観察者の理論が暗黙裏に働いているものである。つまり，そこでは観察者自身によって裏打ちされた価値観や理論が働くことによってエピソードが抽出されているということである。したがって，エピソード記述はエピソードそのものに価値があるというよりも，そのエピソードを，理論的背景という「地」の上の「図」として捉え直し，その「図と地の関係」を全体として取り上げることがエピソード記述の価値なのだ（同，91頁）。

（4） 本研究の観察法とエピソード記述の関係について

ただここで断っておかなければならないのは，本研究の主たる素材は，SSPという実験的枠組みでの観察データだということである。そこでは観察者である筆者はその場で直接の関与者として介在していない。まさに黒子として観察室で第三者的立場から観察して得たデータである。したがって，厳密には「エピソード記述」の方法を用いることはできない。

しかし，筆者は先にも述べたように行動科学的立場をとらず，あくまで当事者の主観，間主観の領域に深く入り込むことによって，当事者のこころのありようを可能な限り忠実に観察し記述するという方法を取っている。

今回のSSPは，すべて筆者が実際に母子治療を行う上での関係評価のために実施したものである。筆者が濃淡の差はあるにしろ全例で直接治療的関与をもった事例である。したがって，筆者はSSP観察の際，けっして黒子として存在することはできず，母子双方の関係のありように，すぐそばで関与しながら観察するという方法とほとんど大差ない立場での観察を行ったということがいえるのではないか。

さらに，本書の後半で取り上げている実際の母子治療において，「エピソード記述」の方法が大いに活かされている。治療に直接関与しながら，そこで母子間に現出する「アンビヴァレンス」の様相を「いま，ここで」見て取り，そ

れをその場で取り上げることが，母子治療の最大のポイントとなる。そこにおいて治療の場でどのような重要な変化が起こったかを見て取り，記述する上で「エピソード記述」が最大限活かされている。なぜなら，子どもの精神病理が生み出される背景に「アンビヴァレンス」が深く関与していること，そしてそれを面接過程で取り上げることが治療の要諦であるとの強い思いを抱いていること，そうした筆者の理論的背景が面接過程で子どもの「甘え」にまつわるこころの動きを積極的に取り上げることに繋がっているからである。

今回まとめてみて意を強くしたのは，関与観察のみによって得られた観察データと比べると，ビデオ録画記録をもとに，客観的な視点からも母子関係の様相を詳細に把握することができたことは，今回の研究の精度を格段に上げることに大きく貢献しているということである。

「甘え」という非言語的コミュニケーションないし情動的コミュニケーションの世界での動きを中心に捉えた今回の研究では，ビデオ録画記録をもとに，事例によってはビデオフィードバックを数十回も繰り返しながら検討したものも少なくない。そのことによって，関与観察では見落としがちな母子双方の動きを確実に捉えることができた。今回の観察データの信頼度を考えると，極めて恵まれた条件を備えていたということさえできるのである。

6 「主観」の世界を積極的に取り上げることの意義
　　——〈主観―客観〉図式への囚われからいかに脱皮するか

これまで述べて来たように，筆者は行動科学的立場をとらず，あくまで当事者の主観や間主観の領域を積極的に取り上げることを本研究の重要な方法として強調してきた。それに対して読者の中には強く疑問を抱く方も少なくないのではないか。

このことについて，本章の最後にぜひとも取り上げなければならないと思う。人間のこころという主観の世界を対象とする人間科学という学問の代表ともいえる精神医学や臨床心理学の領域において，不思議なことにこれまで「主観」

の世界を真正面から取り扱うことは避けられてきたからである。そのことに筆者は人間科学の研究方法の最大の問題があると考えている。

　それはなぜかといえば，近代科学における自然科学が拠り所としてきた「客観性」，「普遍性」，「論理性」は非常に説得力をもつ堅固な三本柱であるため，人間科学領域の研究者も，この三本柱に倣って仮説を立て，データを集積し検証するという手続きを踏む量的研究を遂行することを常としてきたからである。確かに，最近になってそうした実証的な量的研究では埋もれていたものに目を向けようとする質的研究が行われるようになってきた。そこではたしかに対象者の主観は積極的に扱われるようになってきたが，いまだ研究者自身の主観をどう考えるか，そのことが不明確なままである。

　研究者自身の「主観」の領域に踏み込むことに対するためらいが強いのはなぜか。そこでもやはり実証科学研究の枠組みに縛られ，対象者の主観を「客観的」に捉えようとしているからである。そこには研究者自身の〈主観—客観〉図式への強い囚われを見て取ることができる。この問題は実は哲学領域においてはこれまで最大のテーマであったといってもよい「認識問題」と深く関係したものである。この点についてあいまいなまま人間科学領域が自然科学に倣ってきたがために，人間科学研究は大きな壁にぶち当たって今日に至っているといってもよい。

　このような人間科学領域の学問的危機意識を強く持った哲学者に現象学の開祖フッサール（1859-1938）がいる。この「認識問題」について，精神科学（人文科学などの人間を対象とする諸学問を指す）が自然科学の実証主義に倣うことによって，生活世界での人間理解から遠ざかり，人間存在を置き去りにしてきたことに対して，20世紀初頭，哲学者フッサールは強い危機意識を持って「現象学」という哲学領域を打ち立てた。

　以下，竹田青嗣の『現象学入門』（竹田，1989）を参照しながら，この問題について考えてみよう。

　フッサールは「認識問題」の中心にある「主観」と「客観」の問題について真正面から格闘した哲学者である。なぜなら近代哲学の根本問題こそ「主観と

客観」ないし「認識と対象」であったからである。「認識は，認識する主観の認識である」，「認識には，認識される客観が対立する」。そうであれば「認識は，認識された客観と認識自身との一致を確かめうるか」。つまりは，ある対象を認識する際に，その対象そのもの（客観）と認識された対象（主観）が同じかどうかをどうすれば確かめうるかという問題である。主観（本人）によるその対象の認識が，対象そのものと同じかどうかを確かめるためには，確かめる主体が主観の外に出なくてはならないが，それは不可能である。「論理的に考える限り，人間は原理的にその一致を確かめることはできない」（18頁）ゆえ，〈主観―客観〉図式に孕まれた矛盾を解き明かさなければならない。これこそフッサール現象学の取り組んだ最大のテーマであった。

　自然科学によってもたらされた近代科学の実証主義は，仮説を立て，実験を繰り返すことによって，仮説（＝主観）を確かめる（客観に近づく）という方法であるが，これを人文科学や人間科学の分野にも応用することによって面倒な問題が生まれることになった。〈主観―客観〉という前提から出発する限り，われわれは論理的には必ず極端な「決定論」か，それとも極端な「相対論」，「懐疑主義」，「不可知論」かのどちらかにいきつくことになった。ポストモダンの今日的思想状況がそのことを端的に示している。

　フッサールは，そうならないためには発想の転換が必要であるという。なぜなら人間はただ〈主観〉の"内側"だけから「正しさ」の根拠をつかみとっているからである。したがって，問題はその原理を〈主観〉の内側に内在させていることを明らかにする点にある。一般にわれわれが「客観」と称しているものの内実は，これが現実であることは「疑えない」と確信を持つことであるからなのだ。したがって，われわれにとって主題として考えなくてはならないのは，そのような確信がどのようにして生じるのかという〈主観〉の中での確信の条件を突きつめることだというわけである。

　では人間のさまざまな判断が，これは間違いない，「不可疑だ」という確信を伴うことの根拠はなにか。〈知覚〉だけは，つねに意識の自由にならないものとして現われる。〈主観〉は自分の外側にあるものの実在の「確実性」を，

第 1 章　研究方法と研究対象

主＝客の「一致」という仕方で得ているのでは全くない。〈主観〉はそれをただ自分の内部からのみ，なんらかの対象存在の「不可疑性」（＝妥当）という仕方でだけ得ている。そして〈主観〉にそういう「不可疑性」を与える根本の条件は〈知覚〉という〈主観〉にとって自由にならないものの存在にほかならない」（57頁）と説く。ここでいう〈知覚〉は，現象学では「自分のうちに生じるさまざまな意識表象のうち，意識の自由にならず，その志向力の彼岸になるようなものとして現われ出る意識対象」（55頁）と定義され，「疑いえないもの」，「ほんとうのもの」という確信一般を人間に生じさせる「源泉」であるという。そして，〈知覚〉は〈覚〉だけでは成立せず，〈知〉を含んでいる。よって〈知覚〉においては，かならず〈…として知覚する〉のであって，〈知覚〉だけは，つねに意識の自由にならないものとして現われる。[6] 現象学では，このような〈…として知覚する〉という意識の特性を「意識の志向性」と称している。

　われわれ自身の〈主観〉の内側に確信を与えるものは何か。研究者自身がそのことを確実に掴み，自己開示し，他者も同様の〈主観〉による内省作業を行う。そのことによって相互間で「もはやこれ以上疑うことのできない」ものとしての確信が生まれてくる。共通認識を目指すこのような共同作業の過程こそ，これまでわれわれに「客観的だ」と思わせてくれているものの内実なのだ。このことは，人間科学領域における対人援助全般に通底する意味（関係が変わり，相手のこころに何らかの変化が起こること）を考えていく上で，われわれに大き

（6）　ここでフッサールが意識の自由にならないものとして現れるものとして〈知覚〉を挙げているが，このことについて筆者は，発達的観点に立てば，知覚表象そのものがある意味をいまだ明確には持ちえない段階での知覚体験もあるのではないかと考えている。それが本書でも頻回に取り上げている原初的知覚による体験様式である。この知覚体験の特徴は，なんらかの意味をもつものとして知覚表象が志向されがたく，情動のありようと共時的に作動するような体験様式である。快か不快か，安心か不安か，いずれかによって意味的世界が容易に変貌を遂げるものとして体験される知覚様態である。竹田（1989）もフッサールの現象学に依拠しつつも，「不可疑性」を与える根本の条件は，フッサールが取り上げた〈知覚〉というよりも，「欲望」ではないかと自身の見解を述べていることに筆者も深く賛同する。

な力を与えてくれるのではないか。つまり，研究者自身が自らの〈主観〉に徹底的に向き合い，その中で確かなものとして掴むものが，自己理解，他者理解，関係理解において根本的に重要なのだということである。

7 非言語的，情動的世界での「甘え」にまつわる言動を捉えることを可能にしているものは何か

　先に筆者は「甘え」に焦点を当てることによって母子関係の内実に迫る方法を取ると述べた。そして，本書で後に述べるように，乳幼児期早期の母子関係の中核的問題として「関係からみたアンビヴァレンス」を取り上げ，そこに筆者は子どもの「甘えたくても甘えられない」こころのありようを見て取っている。

　恐らくここで疑問を抱く読者がおられるであろう。子どもが直接「甘えたくても甘えられない」と自分で表現しているわけではないのに，そのように記述することができるのかという疑問である。この疑問は重要なもので，本研究のような「甘え」という情動を中心に扱う場合，とりわけ大きな問題であり，等閑視することはできない。

　「甘え」という情動は，言葉がいまだ生まれていない乳児期後半に起こる心的現象である。そこでは乳児自身が自分の情動としての「甘え」を自覚的に認識することはできない。「甘え」として子どもが認識することができるようになるのは，濃密な母子関係を通して，子ども自らの情動体験を母親から映し返してもらうことによってである。自らの「甘え」に気付くことができるようになるためには，本来の望ましい母子関係の体験を持つことが必須である。さらに，たとえこのようにして自らの「甘え」に気付くことができるとしてもそれは情動の動きであるゆえ，事後的に気付くしか術はない。たとえわれわれ大人であっても，自らの「甘え」に気付くことが難しいのはそのような理由によっている。われわれも自らの「甘え」に気付かないまま，対人関係を日々営んでいることは少なくないのである。

SSPで子どもが母親に向ける独特な対人的構え，あるいはそこに働く気持ち（情動）の動きから「甘えたくても甘えられない」心理を見て取ることができるのは，われわれ自身の内面にもそのような情動の動き，つまりはゲシュタルトを明瞭に感知することができるからである。なぜなら，まさにそのような文化的背景の中で育てられ，「甘え」にまつわる感情がゲシュタルトとして内在化しているからである。ここに「甘え」に焦点を当てることが可能な理由と，その積極的な意義がある。

　先に他者の情動の動きを自分のそれと同じものとして捉えることを指摘したが，このことは非常に重要な意味をもつこともここで確認しておこう。われわれが他者の気持ちを感じ取る際に，われわれ自身の内面（主観）にどのような変化が起こっているかを考えてみよう。そこには他者のこころ（情動）の動きと同じような（まったく同じとは確証できないが）こころの動きを感知しているはずである。だからこそ共感という現象が成立するのであって，もしこのような働きがわれわれの内面にないとすれば，共感など成立するはずはない。

　ここでこころの動きを感知することを可能にしているのが，本書で再三にわたって取り上げる原初的知覚(7)だということである。その一つである力動感(8)は，あらゆる知覚刺戟のもつ動きの変化を鋭敏に感知することを可能にするが，ここで取り上げているこころの動きを感知することが可能になっているのは，この力動感に大きく依拠しているからである。

　ついで重要なことは，この原初的知覚による体験は，われわれ自身の意思ではどうにもならないものとしてわれわれの内面に立ち上がってくるものだということである。ここにこそ現象学的立場の最大の拠り所がある。われわれはこの知覚体験に依拠することによって，「これ以上疑い得ないもの」を共通に感じ取ることが可能になり，そこに共通理解が生まれることになる。このような作業を通して初めて「客観的だ」と納得することが可能になっていく。われわれが「客観的」だと通常認めているものの内実はこのような性質のものなので

（7）　脚注2（7頁）を参照のこと。
（8）　脚注3（8頁）を参照のこと。

ある。

　原初的知覚としての力動感が，知覚と情動が共時的に作動する性質の知覚様態であることを考えると，筆者の実践する「甘え」に焦点を当てた母子観察とそれに基づく関係発達臨床はまさに現象学的観点に立ったものであるということができるのである。

　以上，本研究における筆者の基本的立場を明確にした上で，これから本研究の中味に入っていくことにしよう。

8　研究対象

（１）　対象の年齢構成

　本研究では，母子間のコミュニケーションに深刻な問題を持つ事例，とりわけ自閉症近縁の病態（ASD）ならびにそのリスクを持つ乳幼児（自閉症スペクトラム）[9]とその主たる養育者（母親）を対象とした。臨床的関わりを持った事例は計81例（男性66例，女性15例）であったが，この中で今回の研究対象は，SSP を実施できたものに限定した。その結果，表 1 に示すように，合計55例（男性49例，女性 6 例）となった。初診時年齢の最年少は 1 歳 0 ヶ月，最年長は 5 歳 9 ヶ月である。

　ASD の診断が確定するのが 3 歳頃であり，今回の対象の多くが診断ないし治療を求めての受診であったため，2 歳台，3 歳台ともに16例と最も多かった。ついで 4 歳台が13例であったが，本研究で特記すべき点は 1 歳台の 8 例（男性

（9）　ASD は疾病概念であるが，本研究ではその成因論的検討を目的とするため，その乳幼児期の萌芽的段階からその変容過程を辿っていくという方法を取っている。そのため，いまだ疾病論的には生成途上の段階をも扱っている。すなわち，発達障碍の診断にいまだ該当しない発達の偏奇（deviation）をも今回の研究対象に含めている。本書では，そのリスクをもつ子どもを含めて論じる際には，「自閉症スペクトラム（autism spectrum）」とし，疾病概念として用いる際には「自閉症スペクトラム障碍 ASD」を用いていることを予め断っておきたい。

第 1 章　研究方法と研究対象

表 1　研究対象（SSP 実施例のみ）(1994.4.～2008.3.)

	1歳—*	2歳—	3歳—	4歳—	5歳—**	合　計
男　性	6	15	15	12	1	49
女　性	2	1	1	1	1	6
合　計	8	16	16	13	2	55

*最低年齢　1歳0ヶ月
**最高年齢　5歳9ヶ月

6例，女性2例）が含まれていることである。

　本研究が発達過程の内実を明らかにすることにあることを考えると，1歳台の事例の詳細な検討が可能になったことは本研究の重要な鍵を握っている。さらに4歳台，5歳台の事例が含まれていることにより，診断が確定されやすい時期を過ぎると，その病態はその後どのような変容を辿るかを考える上でなんらかの示唆を得ることができるのではないかとも考えられる。

　ただ，本書ではASDの病態成立に至る過程の解明を主たる目的としているため，0歳から2歳台までの生後3年間の事例，とりわけ1歳台8例，2歳台16例を中心に，その母子関係の様相を詳細に検討していることを断っておきたい。

　なお，今回の対象となった乳幼児はすべて，筆者が当時在籍していた学部と同じ敷地内にあった大学病院の精神科外来で出会ったものである。新来患者の中で，母子関係の成立を巡る問題を有している子どもの養育者に対して，筆者からMIUでの治療を提案した上で同意を得たものである。

（2）　対象の知的発達水準

　今回の研究対象55例の知的発達水準の測定には原則として津守稲毛式発達検査を用いた。ただし，1例は新版K式発達検査2001を実施し，発達検査を実施できなかった6例については筆者がSSPでの子どもの状態から知的発達水準を推定した。その結果，知的発達水準による構成（表2）では，軽度精神遅滞（DQ50〜69）が24例（43.6％）と最も多く，半数近くを占めていた。ついで，中等度精神遅滞（35〜49）が12例（21.8％），境界域精神遅滞（70〜84）が11例

表2　対象55例*の知的発達水準

DQ**	35未満	35-49	50-69	70-84	85以上	合　計
男　性	1	12	23	6	7	49
女　性	0	0	1	5	0	6
合　計	1	12	24	11	7	55

＊推定知的発達水準6例を含む
＊＊津守稲毛式発達検査による発達指数（1例は新版K式発達検査2001による）

（20.0％）および正常域（85以上）が7例（12.7％）で，重度精神遅滞（35未満）は1例（1.8％）のみであった。今回の対象はDQ50以上の軽度精神遅滞から正常域までの知的発達水準の事例が42例（76.4％）と全体のおよそ4分の3を占めていたことになる。

（3）　対象の臨床上の特記事項について

　対象55例の臨床上の特記事項として，主訴，周産期の特記事項，乳児期の特記事項，身体合併症，家族背景について表3にまとめて列記した。

　表3-1～5を通覧してみると，今回の対象として一つ特徴があるのは，身体合併症の欄に，難聴の事例が7例含まれていることである。この理由は，当時同大学病院耳鼻咽喉科で人工内耳の手術が積極的に行われており，言語聴覚士で同僚の教員でもあった北野庸子氏（東海大学健康科学部社会福祉学科教授）からコミュニケーションの問題をもつ幼児について頻回に診察依頼を受けていたためである。

第1章 研究方法と研究対象

表3-1 55例の臨床上のプロフィール（その1：1歳合8例）

番号	SSP時年齢	性別	知的発達水準（全発達指数）	主訴	周産期の特記事項	乳児期の特徴事項	身体合併症	家族背景
1	1:00	男	113	泣いてばかりであやしても笑わない。抱きづらく、抱くとのけぞる。視線が合わない、人見知りが激しく人を寄せ付けない。	切迫流産の危険があった。満期出産、母乳栄養。	泣き声が弱かった。あやしても笑わない。抱くと全身固くして緊張が高い。おなかが空くと泣くが、母乳をやるとすぐにおとなしくなって飲む。母子の肌が触れ合うとこうとするが、首が座ってから抱っこを嫌がり、抱いても自分から身体をひねって、母に背を向ける。視線が合わない、母親から抱っこを要求しない、おすわりがまったくしないで、すぐに立とうとする。じっとしておらず、落ち着かない、一人遊び。授乳時、母親が「おいしい？」と声を掛けたら、いきなり顔を叩く。	なし。	治療経過中に両親は離婚し、母子は実家へ。
2	1:00	男	80	授乳している時、視線が合わない。不機嫌な時が多い、抱かれにくい姿勢を取る。	仮死、吸引分娩。	授乳中のけぞって母の手をふりはらう。視線が合わない。甘えない。よく泣くが、母乳を飲んでいることも多かった。あやしても泣かれることを嫌がる。指しゃぶり。一人で横になり、のけぞってすぐに寝てしまう。夜中に頻回に起きてしゃべりだして泣く、人の多い場所へ連れて行くと激しく嫌がって泣く。真似をしょうとしない。人見知り、周囲への警戒心が強い。	なし。	母親がうつ状態。
3	1:04	男	94	自閉症ではないか。	特記事項なし。	顔を近づけると笑い出す。興奮してやらせようとしてやると指の手を引っ張って、物の扱い方が粗雑。他児と遊べない。水と車輪のこだわり、かんしゃくが激しい。	なし。	生後5ヶ月、母親が産後うつ病、実家に帰って治療開始。
4	1:07	女	76	自閉症ではないか。	満期出産、陣痛誘発、難産。熱児（生下時体重2,206g）。	多動、自己回転運動（常同行動）。時計の秒針を見つめる。換気扇を注視する。	難聴の疑い（聴力検査未実施）。	祖母が主たる養育者。

No	年齢	性別	スコア	診断	周生期	発達歴	治療	家族
5	1:08	男	44	自閉症ではないか。	胎生期、特に問題はなかった。帝王切開にて出生。	もの静かでおとなしく、知りやや人見知りがある。人見知りやあと追いがない。	なし。	特記事項なし。
6	1:09	女	70	視線が合いにくい、呼びかけに反応しない。喃語のような発声ばかりで有意語はない。一人言のようにぶつぶつぶやく。気移りが激しい。	特記事項なし。	母乳を飲みたがらない。飲ませようとすると母の胸に手をあてて押しのける。授乳5ヶ月の時、母乳のため腱鞘炎になるため、母が手育てするのを嫌がる。治療のため安静にするように言われ、子どもを極力減らすようにした。泣けば抱くようにしてやれないときは激しく抱っこし続けていた。抱っこを続けて、歩き始めると周りへの関心が増え、あちこち歩き回るようになり、抱っこを求めなくなる。	なし。	特記事項なし。
7	1:11	男	中等度(推定)	自閉症ではないか。	妊娠中、切迫流産の危険あり。悪阻が5ヶ月まで続き、体調が悪い時期が多かった。6ヶ月、風邪をこじらせ、中耳炎で、抗生剤服用。貧血。	夜泣きが激しかった。ビデオをじっと見ていることが多かった。大きい音に敏感で怖い感じがあった。	なし。	父親はおっとりタイプ。母親は神経質、過度にきれい好き。
8	1:11	男	61	視線が合わない、マイペースで一人で遊ぶ。	陣痛促進剤使用、満期吸引分娩、母乳栄養。	マイペースで遊ぶ。抱かれることを好む。一人でビデオを回って動くことを好む。こちらから働きかけても、応答が乏しい。水や砂をかけて回転する車輪を注視する。	なし。	父親が養育に積極的で、受診。母親にも熱心。治療には母親は消極的。

第1章 研究方法と研究対象

表3-2 55例の臨床上のプロフィール（その2：2歳合16例）

番号	SSP時年齢	性別	知的発達水準（全発達指数）	主訴	周産期の特記事項	乳児期の特記事項	身体合併症	家族背景
9	2:00	男	56	意味のある言葉を言わない。やりとり遊びができない。	特記事項なし。	不詳	なし。	母親が抑うつ、無意欲、無気力。
10	2:01	男	101	多動。	特記事項なし。	3ヶ月健診。母親の膝の上でおとなしくしていなくて、机の角をかじっていた。	なし。	特記事項なし。
11	2:01	男	54	つま先立ち歩き。手をひらひらさせる。自分もクルクル回る。物を口に入れる。視線回避。呼びかけに応答しない。	37週、正常分娩。未熟児（生下時体重2,322g）。	人見知りしない。後追いもせず、真似もしない。	なし。	母親はインテリ。両親はまもなく離婚。
12	2:02	男	67	言葉の遅れ。	正常分娩。しかし、産科医の勧めで無理に早めに出産した。子どもはまだお腹の中にいたかったのではないかと思った。	特記事項なし。	なし。	特記事項なし。
13	2:03	男	80	言葉の遅れ。いじけやすい。	特記事項なし。	手のかからない子で、ぐずることもなかった。	なし。	弟（事例3）も自閉症。
14	2:03	男	40（新版K式発達検査2001による）	コミュニケーションがとりづらい。	特記事項なし。	2ヶ月。視線が合わない。複返して体勢を変えることができなかった。おとなしくて一人遊びが多かった。	難聴（1歳5ヶ月、補聴器装用）。	特記事項なし。

		性別		主訴	周産期	乳児期		特記事項
15	2:03	女	82	人工内耳の手術後、言語訓練をしているが本人は乗ってくれない。母親が関わろうとすればするほど、拒否するように見える。	特記事項なし。	不詳	難聴（2歳2ヶ月、人工内耳装用）。	特記事項なし。
16	2:04	男	55	言葉の遅れ。視線回避。一人だけの世界に閉じこもる。うろうろ歩き回る。	特記事項なし。	あやせば笑っていた。おとなしくて手のかからない子だった。	なし。	虐待の疑い。
17	2:07	男	55	言葉の遅れ。対人反応、表情が乏しい。	37週、正常分娩。泣き声が少なかった。抱かれるのを好まなかった。のけぞったりしていた。抱きにくかった。	不詳	なし。	特記事項なし。
18	2:08	男	62	言葉の遅れ。自閉的な部分での相談、指導を受けたい。	特記事項なし。	1歳半まで特に問題はなかった。	なし。	特記事項なし。
19	2:09	男	59	他機関で自閉傾向があると言われ紹介される。話していることがわからない。指示が通らない。	切迫流産の危険があった。39週、吸引分娩。	不詳	なし。	特記事項なし。

第1章　研究方法と研究対象

20	2:09	男	50	自閉症の診断を受けたが、他の先生の意見を聞きたい。言葉の遅れ。	難産で帝王切開。	手のかからない子。夜泣きもしない。	母 うつ病の疑い。	特記事項なし。
21	2:09	男	74	言葉が遅れている。やや多動気味である。	特記事項なし。	不詳	なし。	母 境界性人格障碍の疑い。
22	2:09	男	59	頭突き。衝動的行動。自閉的。	40週、吸引分娩から鉗子分娩へ。仮死。	不詳	1歳5ヶ月。けいれん発作で、抗けいれん剤服用。	ネグレクトの疑い。
23	2:10	男	47	耳塞ぎ。言葉の遅れ。	生後4時間、チアノーゼ。2ヶ月半入院。	不詳	なし。	特記事項なし。
24	2:10	男	51	耳塞ぎ。つま先立ち歩き。言葉の遅れ。	特記事項なし。	不詳	なし。	特記事項なし。

表 3-3　55例の臨床上のプロフィール（その3：3歳台16例）

番号	SSP時年齢	性別	知的発達水準（全発達指数）	主訴	周産期の特記事項	乳児期の特記事項	身体合併症	家族背景
25	3:00	男	39	言葉の遅れ、睡眠の乱れ、コミュニケーションが困難、癇癪をよくおこす、同運動を常に噛む、弄便。	出産直後に分娩台から床に落ちる。	一人遊びを好み、手がかからなかった。ボールやタイヤなど丸い物を回転して楽しむ。	なし。	両親は東洋人だが日本に留学中。生後3ヶ月から1歳半まで祖母（母国）に預けられて育った。
26	3:00	男	52	一人遊び、言葉の遅れ、耳塞ぎ。	40週、帝王切開。	不詳	なし。	出産前の7年間、母親は不妊治療を受ける。
27	3:00	男	75	食事を一人で食べることができない、集団行動がとれない、外出すると裏腹のことをする、テンションが上がる、話しかけてもオウム返し。	35週で出産。仮死。	不詳	なし。	母親による身体的な虐待。
28	3:00	女	84	つま先立ち歩き、言葉の遅れ、多動、指示が通らない。	特記事項なし。	不詳	なし。	欧州で出生。1歳半で日本へ。2歳7ヶ月時に弟が出生。
29	3:01	男	軽度（推定）	言葉が減ってきた、よく聞き取れない発声。	特記事項なし。	特記事項なし。	なし。	特記事項なし。

第1章　研究方法と研究対象

No	年齢	性別		症状・行動	出産	乳児期		特記事項
30	3:03	男	52	脳波検査の希望さかえ返し。独り言。紙をビリビリさせて楽しむ。	特記事項なし。	不詳	なし。	特記事項なし。
31	3:03	男	95	友達と遊べない。テレビの主人公になりきって没頭する。	切迫流産の危険があり、2週間入院。その後も絶対安静。	不詳	なし。	妊娠中に父親が蒸発し、離婚。母親は出産前からうつ状態。
32	3:04	男	62	言葉の遅れ。指示が通らない。コミュニケーションがむずかし、知覚過敏。つま先立ち歩き。	切迫早産の危険で安静。39週で吸引分娩。臍帯巻絡。	いつも抱っこをしていないと泣いていた。場所が変わると激しく泣いていた。	なし。	特記事項なし。
33	3:04	男	41	言葉の消失。	37週で出産。悪阻がひどかった。	特記事項なし。	なし。	特記事項なし。
34	3:04	男	88	言葉の遅れ。かんしゃく、こだわり行動。	特記事項なし。	特記事項なし。	なし。	両親の留学により、海外で出生。1歳0ヶ月で帰国。
35	3:04	男	53	言葉の遅れ。視線が合わない。話しかけても、そよを向く。	特記事項なし。	おとなしくて手がかからない子。ぼいぽいをしない。	なし。	特記事項なし。
36	3:04	男	36	言葉の遅れ。	特記事項なし。	車のタイヤなどくるくる回転するものを好む。音を怖がる。	なし。	特記事項なし。
37	3:06	男	50	言葉が出ない。一人遊びが多い。	38週、帝王切開。	母乳を要求しない、抱っこ、おんぶも要求しない。	なし。	特記事項なし。

38	3:06	男	50	言葉の遅れ、一人遊び、クレーン現象。	特記事項なし。	不詳	なし。	特記事項なし。
39	3:08	男	53	言葉の遅れ、多動。	特記事項なし。	特記事項なし。	片側中等度難聴（右）、熱性けいれん数回、喘息。	特記事項なし。
40	3:10	男	正常(推定)	多動。	2、3ヶ月、切迫流産危険のため入院2回。満期正常分娩。新生児室で助産婦に「欲求の強い赤ちゃん」と言われた。	不詳	なし。	特記事項なし。

第1章 研究方法と研究対象

表3-4 55例の臨床上のプロフィール（その4：4歳台13例）

番号	SSP時年齢	性別	知的発達水準（全発達指数）	主訴	周産期の特記事項	乳児期の特記事項	身体合併症	家族背景
41	4:00	男	中等度（推定）	歯ぎしりがひどい。興味の限局。車のタイヤなど回転するものを好む。手先が不器用。口の中に何でも入れる。	特記事項なし。	おとなしく、手がかからなかった。周りに好奇心を示さなかった。	9ヶ月、高熱(38-39度)で入院。	特記事項なし。
42	4:00	男	80	視線回避。言葉の遅れ。会話が一方通行。オウム返し。独語。	臍帯巻絡。出産時、1分間ほど産声が出なかった。	視線回避、無表情。静かでおとなしい子。手のかからない子。はいはいもせず、いきなり歩く。	乳児期から喘息がちとい。	祖父母と同居、家父長制の強い大家族。
43	4:00	男	軽度（推定）	かんしゃく、視線が合わない、奇声を上げる、言葉の遅れ。	特記事項なし。	特記事項なし。	難聴（2歳10ヶ月、人工耳装用。	3歳上の姉も高度難聴。虐待（患児を叩いてしつけた）。
44	4:00	男	83	言葉の遅れ、挑発行動、多動、つま先立ちで歩き。	特記事項なし。	特記事項なし。	先天性白内障。2歳半までアイパッチトレーニング。	特記事項なし。
45	4:02	男	37	言葉の遅れ。母親に甘えない、落ち着きがない。	42週、遅延分娩、吸引分娩。	母親になつかない。抱こうとするとのけぞり、眼鏡を押しのけしのけする。男性だけ怖がる。母親のそばにいても落ち着きしやすい。かんしゃく。母親のそばに寄ってこない。何かわからず、何かを要求するが、何かわからない。丸い物、タイヤなどを好む。どうしたらよいかわからない。真夜中に起きて、動き回る。睡眠リズムが悪い。	なし。	虐待（母親はいらいらして殴る）。

No.	年齢	性別		主訴・行動	乳幼児期	出生・周産期	既往	特記事項
46	4:03	女	70	不機嫌になると激しく泣いておさまらない。弟が生まれてから嫉妬が激しい。自傷、オウム返し。	視線が合わない。一人で部屋にいても泣かない子。手がかからない、おとなしい子。	妊娠5ヶ月、虫垂炎、腹膜炎で2時間手術、2ヶ月の入院。胎児はあきらめてくれと医師に言われていた。満期正常分娩。出生時体重2,680g。	なし。	特記事項なし。
47	4:03	男	中等度(推定)	言葉が出ない。	特記事項なし。	特記事項なし。	難聴(2歳、人工内耳装用)。	海外で出生。3歳3ヶ月で帰国。
48	4:04	男	45	自閉症といわれた。どうしたらよいか接し方を教えてほしい。	生後3ヶ月までよく泣いた。すぐに吐く。母親は夜中眠れなかった。抱きやすい姿勢をとらず、母乳を飲むことを求めなかった。抱っこの問題で悩んだ。	悪阻がひどかった。38週で出産。出生時体重2,624g。哺乳力が弱かった。母乳をあまり飲まなかった。	なし。	父親の仕事が多忙で、協力が得られなかった。
49	4:04	男	51	言葉の遅れ。コミュニケーションがとれない。こだわり(ティッシュの箱の色)。3歳頃まで歩きで、つま先立ちで歩き、回転するものを好む。	特記事項なし。	34週の早産。出生時体重1,840g。NICU(新生児集中治療室)1ヶ月入院。	生後6ヶ月、鼠径ヘルニアで2日間入院。	特記事項なし。

第１章　研究方法と研究対象

50	4:04	男	52	落ち着きがない。	抱きにくい。身体をそらせてひっくり返す。視線が合いにくい。動きだけは活発。人見知りをしない。後追いも少なかった。一人遊びが多い。気移りが激しい。転んでも痛がらない。	37週、未熟児（生下時体重2,206g）。臍帯巻絡。新生児期、寝付きが悪く、夜泣きをしばしばもち、すぐに起きる。眠っても	なし。	母親の妹の子ども（従兄弟）が自閉症。
51	4:05	男	37	多動。いたずらが激しい。言葉の遅れ。	手のかからないおとなしい子。抱っこを要求しない。	40週、帝王切開。	なし。	大便をベランダでするのに耐えられず、お尻を叩いてしつけた。不安定な母親。
52	4:06	男	68	言葉の遅れ。人混みの中に入れない。回避的行動。ドアの開閉を繰り返す。母親の姿が見えないと泣いて探す。	父親以外の男性を怖がる。保育園で他の子どもと接触しようとしない。	40週、心拍低下で帝王切開。未熟児（生下時体重2,460g）。子宮内感染、1週間NICU。	なし。	特記事項なし。
53	4:11	男	94	言葉の遅れ。オウム返し。同じことを繰り返す。場所へのこだわり、トンネルを怖がる。新しい洋服が着られない。	不詳	特記事項なし。	なし。	特記事項なし。

37

表3-5 55例の臨床上のプロフィール（その5：5歳台2例）

番号	SSP時年齢	性別	知的発達水準（全発達指数）	主訴	周産期の特記事項	乳児期の特記事項	身体合併症	家族背景
54	5:00	男	33	マイペース、模倣をしない。言葉の遅れ。コミュニケーションが難しい。手をひらひら動かす常同反復運動。	特記事項なし。	不詳	難聴（1歳3ヶ月、補聴器装用）。	生後3ヶ月、両親離婚、母親に引き取られる。
55	5:09	女	56	言葉の遅れ。かんしゃく、手をぱたぱた叩いて走り回る。	特記事項なし。	不詳	なし。	特記事項なし。

第2章
0歳台（乳児期）の子どもの母子関係

　本研究の主たる目的は，SSPを用いて母子関係の様相を「甘え」の視点から捉えることによって母子関係の内実を詳細に検討することにある。SSPの対象年齢が1歳台とされているため，ここでは乳児は直接の観察対象に含まれていない。

　本来であれば，乳児期においてもなんらかの方法でもって母子関係の観察を行うことが求められるが，それは筆者の実際の臨床の場では困難であった。よって，ここではそれを補う意味で，対象55例の乳児期の特徴について，主に母親から聴取し得た情報をもとに検討を試みた。

　乳児期の特徴とSSPによる所見とを総合的に検討することによって，本来の目的とする乳幼児期早期の発達過程をより詳細に検討することが可能になるとの判断からである。なお，乳児期については例外的であるが，3例ほど実際に直接観察する機会があった。その所見についてもここでは補足的に取り上げた。

1　対象55例にみられた乳児期の特徴

　そこでまず，対象55例の乳児期の特徴として得られた情報の中から主だったものを以下に列挙してみよう。
　事例1　泣き声が弱い。あやしても笑わない。抱くと全身固くして緊張が高い。おなかが空くと泣くが，母乳をやるとすぐにおとなしくなって寝る。首が座ってからは縦抱きをしてもらいたがり，母子の肌が触れ合わない。抱っこし

ようとしても自分から身体をひねって，母に背を向ける。自分から抱っこを要求しない。おすわりもまったくしないで，すぐに立とうとする。じっとしておらず，落ち着かない。一人遊び。授乳時，母が「おいしい？」と声を掛けたら，いきなり顔を叩く。

　事例2　授乳中のけぞったり母の手をふりはらう。視線が合わない。甘えない。よく泣き，母乳を飲んだあとも泣き続けることが多い。あやしても笑わない。指しゃぶり。抱かれることを嫌がり，抱いてものけぞってすぐに降りる。一人で横になって指しゃぶりをして寝てしまう。夜中に頻回に起きて激しく泣く。子どもの多い場所へ連れて行くと嫌がって泣く。真似をまったくしようとしない，人見知りが激しく，周囲への警戒心が強い。

　事例3　顔を近づけると顔を背ける。追視困難。過剰に興奮して笑い出す。なんでも母の手を引っ張ってやらせようとする。物の扱い方が粗雑。他児と遊べない。水と車輪へのこだわり。かんしゃく。

　事例4　多動。自己回転運動（常同行動）。時計の秒針を見つめる。換気扇を注視する。

　事例5　もの静かでおとなしく，手がかからない。人見知りやあと追いがない。

　事例6　母乳を飲みたがらない。飲ませようとすると母の胸に手をあてて押しのけ，授乳されるのを嫌がる。歩き始めると周りの物への関心がふえ，あちこち歩き回るようになり，抱っこを求めなくなる。

　事例7　夜泣きが激しい。育てにくく，手がかかる。ビデオをじっと見ていることが多い。大きい音に敏感で怖がる。視線が合わない。

　事例8　マイペースで遊ぶ。抱かれるのをいやがり，一人で動き回ることを好む。こちらから働きかけても，応答が乏しい。水や砂を好む。回転する車輪を注視する。

　事例10　3ヶ月健診，母の膝の上でおとなしくしていなくて，机の角をかじっていた。

　事例11　人見知りしない。後追いもせず，真似もしない。呼んでも返事をしない。

第 2 章　0 歳台（乳児期）の子どもの母子関係

事例13　手のかからない子で，ぐずることもなかった。

事例14　2 ヶ月，視線が合わない。寝返りで体勢を変えることができなかった。おとなしくて一人遊びが多い。

事例16　おとなしくて手がかからない。

事例20　手がかからない。夜泣きもしない。

事例25　一人遊びを好み，手がかからなかった。ボールやタイヤなど丸い物を回転して楽しむ。

事例32　いつも抱っこをしていないと泣いている。場所が変わると激しく泣く。

事例35　おとなしくて手がかからない。ばいばいをしない。

事例36　車のタイヤなどくるくる回転するものを好む。音を怖がる。

事例37　母乳を要求しない。抱っこ，おんぶも要求しない。

事例41　おとなしく，手がかからない。周りに好奇心を示さない。

事例42　視線回避，無表情，静かでおとなしい，手がかからない。はいはいもせず，いきなり歩く。

事例45　母になつかない。抱こうとするとのけぞり，母を押しのける。眼鏡を付けた男性だけ怖がる。母のそばにいても落ち着かず，周りをうろうろしている。かんしゃくを起こしやすい。母のそばに寄ってこない。母の手を引いて何かを要求するが，何かわからず，どうしたらよいかわからない。丸い物，タイヤなどを好む。睡眠リズムが悪く，真夜中に起きて，動き回る。

事例46　視線が合わない。一人で部屋にいても泣かない。手がかからない。おとなしい。

事例48　生後 3 ヶ月までよく泣いていた。ミルクを飲むとすぐに吐くため，母は夜中眠れなかった。抱っこをしても抱きやすい姿勢をとらず，抱っこを求めない。夜泣き，嘔吐，離乳食の問題で悩んだ。

事例50　抱きにくい。身体をそらせてひっくり返す。視線が合いにくい。動きだけは活発。人見知りをしない。後追いも少なかった。一人遊びが多い。気移りが激しい。転んでも痛がらない。

事例51　手がかからない。おとなしい。抱っこを要求しない。

事例52　父以外の男性を怖がる。保育園で他の子どもと接触しようとしない。

ここで取り上げたのは，主に母親自身から見た乳児の行動特徴であって，母子関係の特徴そのものを忠実に描き出したものではないことを考慮する必要はあるが，それでも注目に値する情報は少なくない。

まず目につくのは，母乳をやろうとしたり，抱っこしようとすると，多くの場合，のけぞって嫌がるということである。そのため当然のように子どもは母親になつくことはない。人見知りや後追いもない。だから手もかからない。世話を要求しないからである。

さらに注目すべきは，視線回避つまり視線が合わないということである。これを母親は自分からの視線を避けるというように捉えていることも少なくないが，なぜこのような反応を示すのか周囲の者は理解に苦しむことが多い。

これらの特徴の多くは，母親からみた特徴であって，母親が自分との関係の中で生起しているものとして捉えたものではない。しかし，事例によっては，母親が関わろうと（抱こうとしたり，母乳をやろうとしたり，世話を焼こうとしたり）すると，子どもに回避的反応が起こっていることがよく示されている（事例1など）。

その他，筆者がこれまで聴取した乳児期の特徴の中で，母子関係の様相をよく示しているものとして次のようなものがあった。

- 母親が遠くから見つめると，乳児は視線をこちらに向けるが，いざ近寄っていくと，視線を回避する。
- 母親が乳児を抱いてあやそうと顔を向けると，乳児は顔を背けて，視線が合うのを回避する。
- 母親が抱くと，乳児は二の腕を母親の身体と自分の身体の隙間に入れて，密着するのを避ける。
- 母親の乳房をほしがらず，自分の身体の一部をいじったり，しゃぶったりする。
- 眠たそうにしていても，いざ寝かしつけようとするとむずかって眠ろうとし

ない。

特に事例1（51頁後述）の以下の内容はその関係の様相をよく捉えている。

「日頃から子は母と視線を合わせない。ただよく見ていると，単に視線を合わせないというよりも，遠くにいればこちらの気を引く行動をとるが，いざこちらが働きかけると避けるようにして視線をそらし，他のことに気移りしてしまう。母が他のことをしていると，なんとなくこちらを意識して相手をしてもらいたそうにしているが，いざ母が相手をしようとすると，視線をそらし，一人で他のことをしてしまう」というのである。

2　直接観察した乳児

これまで取り上げてきた発達歴からうかがわれるような乳児の特徴は，実際にはどのような関係の中で生起しているのであろうか。

乳児を直接観察した経験は少ないが，ここで3例ほど取り上げてみよう。そこで捉えた母子関係の様相は次のようなものであった。

❖事例　A男　4ヶ月（MIUでの直接観察例）

発達歴　最初は母自身の相談で受診している。寝付きはよいが，夜中に目が覚めるし，早朝覚醒で不眠がちである。食欲がない。意欲がなくて，家事や育児が億劫である。考え事をしていると茫然とすることがある。子を連れて死のうと思ったこともあるという。上に兄（2歳9ヶ月）もいるが，多動で心配だと言う。乳児健診（4ヶ月時）で明らかにこの子は他の子と比べておかしいと思った。自分に対して反応が乏しいと思った。実は生後2日目からこの子は視線を合わせないということが気になっていたともいう。しかし，親戚の者たちはみんな大丈夫だ，問題はないという。さらに次のようなことを述べている。

私（母）はこれまでに次のようなショックなことがあった。大学に入った時に，友達からあなたは一人っ子で周囲に配慮せず勝手に振舞っているとこ

ろがあると言われた。そう言われたことがとてもショックで，それ以後何かをしようとする前に必ず一呼吸いれて考えてから行動をとるようになった。しばらくして社会人になったら，今度は会社であなたは自発性がないと指摘された。まったく反対のことを言われて，以来どう振る舞ったらよいかわからず混乱している。兄を出産したときも落ち着きがなくて自閉症ではないかと心配した時があった。人と話すとその人の話すことの裏を考えるようになってきた。どうしても疑い深くなってきた。この子も自分から目をそらすのは何かあるからだ，自閉症ではないかと心配になってきた。

初診時の状態

　強い不安と焦燥感が感じられる母である。しかし，子は第三者に対して人懐っこい笑顔まで見せていて，まったく違和感を持つこともなく，ついあやしたくなるような赤ちゃんらしい反応を見せる。しかし，母に抱いてみてもらうと，途端に子は母の視線を避けるようにして顔をそむける。その表情に不快な気持を感じさせるものはないが，思わず視線を回避するとしか表現しようがない感じである。その際の母の視線の持つ印象（力動感）[10]は，筆者から見ても思わず目をそむけたくなるような不快で強い眼差しであって，これでは子が視線を回避するのも当然と思われるほどのものであった。

❖事例　B男　8ヶ月（2日後に9ヶ月）（MIUでの直接観察例）

　児童相談所心理相談員より紹介。総合病院小児科医や心理士に相談しているが，母が抱いている子への不安をしっかりと受け止めてくれず，母自身の問題であるとばかり指摘されてしまい，ますます母は不安がつのり，抑うつ的になっているとのことで，相談を受けた。同胞に姉（6歳，来春入学）がいる。

発達歴　もともと母は，子どもは一人でいいと思っていた。しかし，父に子

---

(10)　脚注3（8頁）を参照のこと。

第2章　0歳台（乳児期）の子どもの母子関係

どもにもきょうだいがあったほうがいいのではと言われ，母もそれなら子どもをつくろうかと思うようになったが，2人目も女の子ならいいなと思っていた。妊娠中の経過は順調であったが，妊娠8ヶ月で男の子であることがわかった。その時は随分がっかりしたが，元気な子が生まれればいいやと思い直した。最初の子も帝王切開で産んだが，その時は難産で3日間苦しんだ。そのため，今回も帝王切開にしてもらったが，前回の痛みが忘れられず，産科医に安定剤を処方してもらい，痛みや不安を和らげてもらった。無事出産し，産声も元気良くあげたが，生後1ヶ月までまったく泣かず，声を出そうとするが声にならずおとなしかった。1ヶ月経つと今後は指しゃぶりを始めた。母乳さえ飲ませていれば，その他の時はおとなしく眠ってばかりいた。起きていてもあまり母乳を強く求めることもなく，指しゃぶりをしてばかりで，くすぐってやっても手に力を入れて指しゃぶりをして，ほとんど笑わない。起きている時は指しゃぶりでその他は寝てばかりであった。母乳を4，5ヶ月までやった。この頃になっても，顔をこちらに向けて抱いてやっても母の方に顔を向けない。すぐに他の方に視線をそらしてしまう。いろいろとあやしてみても懐いてこない。視線も合わせようとしないでことさら回避するように見える。初めから望んでいなかった男の子であったこともあって，生まれてすぐに反応が乏しいことや自分になついてこないことから，産まなければよかったという後悔の念が強まり，次第に抑うつ的になり，ノイローゼ状態となった。生後4ヶ月の時には，母子心中まで考えていた。夫に話してみてもただ黙っているだけ。出産直後からしばらく夫は仕事が多忙で，母は子どもと2人で家にいることが多かった。そんな時，母は一人で泣いていることが多かった。そして近くの総合病院精神科に通院して安定剤を処方してもらった。この頃は不眠傾向が強まってほとんど眠れない夜が続いていたという。

　子は笑うが声を出さない。母が視線を合わせようとすると目を背ける。5，6ヶ月の頃が最も酷かった。あやしてもこちらを見ない。どうあやしてよいかわからなかった。

天井から吊るしてあった玩具を初めて触った時に音が出ると，両手を横に広げて驚愕の反応を示し，好奇心よりも驚きの方が強く，すぐに離れてしまった。その他の時にも玩具には興味や好奇心を示すことが少ない。乳母車に乗せているとおとなしい。膝の上に乗せて座らせて抱っこしていると前屈姿勢になり，次第に前に倒れそうになってしまう。抱きにくい子であった。抱かれやすい姿勢をとらない子であった。

　それまでおとなしい子であったのに，生後8ヶ月になった頃から，つかまり立ちをするようになると，懸命になって立とうとし，そばに面白そうな物があってもそちらの方には目もくれず，ただ立って膝を上下して運動することが楽しそうであった。じっとしておれないという印象であった。多動傾向を感じさせるような動きであった。

　3ヶ月ほど前，保健所に相談に行った。そこで乳児ケアの担当医師からは普通の子だと言われた。それでも心配を訴えると，県の総合病院を紹介され，そこで精査を受け，脳波で異常はないと言われた。心理士の面接を受けるようになり，そこでも母親の問題ばかり指摘された。

初診時の状態

　母からは子についての不安を訴える形で，自分の抑うつ感が表現されている。父はただ黙って座っているだけだが，支持的な雰囲気だけは感じさせる。両親とも抑うつ的になっている。母が抱いて目を合わせようとすると，子はすぐに視線をそらして他の物に視線を向けようとする。筆者が子を抱き上げ視線を合わせようとしても，筆者のポケットについていた名札をすぐに手でいじろうとしたり，眼鏡を扱おうとするだけで，視線はまったくといっていいほど合わない。ミニカーを扱うことが多いが，車を逆さまにしてタイヤをぎこちない手でもって回そうとするほど回転するものへの関心が強い。抱かれても抱かれやすい姿勢をとらず，すぐに動きはじめてじっとしていない。動きが激しい。はいはいの時，手をまるく握った形ではいはいをしている。いつも親指を内側に巻き込んでいる。しかし，時々親の仕種を真似しようとしたり，さかんに喃語を発している。

この2例の観察から、母親の働きかけによって回避的反応が惹起されているのは、母親の不安や焦燥感によってもたらされた雰囲気や視線の持つ刺戟が、子どもに侵入的に映っている[11]ためではないかと推測される。さらに重要なことは、子どもたちは常に回避的態度を取っているのではなく、母親の姿が見えなくなったり、母親がいなくなると、途端に母親を求めるような仕草や表情を示しているということである。母親が不在であったり、遠くにいた際に、子どもがどのような反応を示すのか、母親自身は気付くことが難しい。そのことがここで指摘したような母子関係の特徴（甘えのアンビヴァレンス、78頁後述）に母親自身が気付くことを困難にしている一つの要因であるといえよう。

さらに指摘したいのは、子どもの行動を自分との関係の中で見ていくことは誰にとっても容易いことではないということである。

産後うつ病研究を行っている吉田敬子氏（私信）の話によれば、産後うつ病になった母親は、自分のうつ状態について訴えることは極めて少なく、多くの場合、子どもの状態の異変に気付いて、そのことを訴えることで、臨床事例として浮かび上がるという。このことはわれわれが日常母親の訴えを聞く際に、重要な視点を示唆してくれる。母親の訴えそのものだけを真に受けて理解するということではなく、母親からみた乳児の姿として受け止め、それがなぜ起こっているのか、そのことを母親と子どもとの関係の中で捉え直すことが必要だということである。

❖事例　C子　9ヶ月（クリニックでの直接観察例）

主訴　（母の訴え）自分になつかない。

発達歴　胎生期、特に異常もなく、満期正常分娩。生後0ヶ月、母乳で育て

---

(11) 視線のもつ刺戟がいかに強いものであるかは、われわれも実際に他者と視線を合わせてみればすぐに実感できる。他者としばらくの間視線を合わせていることなどできず、すぐに視線をそらすものである。乳幼児では相手をじっと見つめることが多いが、それは相手に対する好奇心が強かったり、観察することが自身の生存にとって重要であるという必要性があってのことである。ここで大切なことは、このような視線の刺戟を感知する働きを担っているのが原初的知覚だということである。

たが，ほとんど寝ないで泣き続けていた。当時は母乳不足のためかと思っていた。産院の1ヶ月健診で，母乳からミルクに切り替えるように助言されたため，ミルクを主体とすることにした。しかし，相変わらず泣き続けて寝ない状態が続いた。2ヶ月〜3ヶ月，首が座ってきた。45分おきに周期的に泣くので，再び産院で2ヶ月健診を受けた。そこで大学病院小児科を紹介されて受診した。睡眠，脳波などの精査で異常はなく，様子を見るように言われた。しかし，いつまでたっても大声で泣き続け，泣き止まない。試行錯誤でありとあらゆる手だて（ミルク，室温，衣服，明かりなどの調整，昼間の遊び，散歩など）を試みたが，まったく改善の兆しはなかった。どこに相談に行っても様子を見るように言われるだけだった。4ヶ月，泣いている様子をビデオに撮影して大学病院で見てもらった。診察の際にもひどく泣き続け，どんなにあやしても，まったく周囲に注意を向けなかったため，主治医も慎重に経過を観察しましょうとは言ってくれたが，具体的な手だては何一つ助言してくれなかった。昼夜を問わず，寝付きも寝起きも悪く，夜は約1時間ごとに目を覚まし，激しく泣いた。機嫌の良い時はほとんどなく，いつも怒ったような声を出し，奇声で大声を出す。かんしゃくのような不機嫌な時がほとんどだった。おもちゃを見せてもまったく変わらない。4ヶ月半，寝返りができるようになった。母が日中一人で世話をすることに困難を感じ，子と母は実家で生活をするようになった。しかし，夜は母が一人で子の世話をした。大学病院でも睡眠についての対応のみで，睡眠剤も効果なく，経過を観察しましょうと言われるばかりであった。5ヶ月，母の精神的不安は増すばかりで，ついに大学病院で産後うつ病との診断を受け，母自身が治療を受けることになった。子への哺乳も断乳することになった。そのため，父が仕事の帰りに実家に寄って子の世話をするようになった。6ヶ月，おすわりができ，ガラガラを自分で少し振ることもできるようになった。周囲に対する反応も少し出てきた。7ヶ月，母のうつ状態はさほど改善せず，うつ状態の母と一緒に過ごすのは子どものためによくないとの実家の判断で，近くの精神科病院に（医療保護）入院することになった。その間，実家の祖父母や伯母が子

の世話をすることになった。8ヶ月，はいはい，つかまり立ちができるようになった。母は2ヶ月後に退院したが，主治医に子を保育園に入れるように勧められたので入れることになった。育児は主に祖父母が担当し，夜だけは母が相手をすることになった。父は週末だけ実家に帰って，家族みんながそろう生活を送ることになった。

　現在の母の心配は以下のような深刻な内容であった。

　あやしても笑わないなど，親子間でコミュニケーションらしいものがとれない。離乳食で相手をしていても，顔を斜めにして目をそらすなど，視線が合いにくい。遠目ではにっこり笑うこともあるが，他人にも同じようにするし，母が近づくとすぐに目をそらす。甲高い不機嫌な声を出すことが多く，機嫌の良い声はまったく聞かれない。指差しをしても，指先を見ない。名前を呼んでも振り向かない。母が声をかけても母の顔をまったく見ない。音に敏感で，誰かの話し声や物音にはすぐに反応して，そちらの方を見る。大人のやることを模倣することもない。大学病院の主治医は，声に対する反応は良好で，全く問題はありません，と言う。

　保育園に送り迎えに行っても，人見知りや後追いをまったくしない。母子関係をしっかりしたものにしたいと思って，今回受診したという。母自身は自分の姉の子育てを見ていたので，妊娠中から子育ては楽しみにしていたともいう。家事全般は母方祖母がやってくれるので，子の相手をする時間は沢山あるが，どう関われば良いかわからない。誰に対しても同じようにいつもにこにこしていて愛想がよく，母を特別な存在として見ていない。だからつらいという。

初診時の状態

　他のスタッフが相手をしている最中に，筆者が入室。こちらにちらっと視線を向けて用心深そうな表情を浮かべている。人見知りらしき反応は見せたが，そばにいた母に接近することはまったくない。筆者が近づいて抱きかかえると，嫌がるような抵抗は見せないが，身を固くして無表情でおとなしく抱かれている。抱いていても抱きやすい姿勢を取ることはない。全体的に反

応は乏しく，全身の動きも乏しい。抱いていて重く感じる。1時間ほど相手をすると，こちらに少し馴れてきた様子も見えたが，それでも表情は乏しい。母は懸命になって子からなんとか反応を引き出そうとしている。そんな姿が痛々しく感じられる。あまりに強い焦燥感を抱く母の懸命さは今の子には圧倒されるような侵入的なものに感じられ，より一層回避的反応を引き起こしていることが容易に感じ取られた。明らかに母子間に負の循環が生じて，深刻な母子の関係障碍が生まれていると判断できる状態であった。

第2回の状態

子はまったく母の存在を無視しているかというとそうではなく，盛んに母に近寄って膝の上に登っていくが，いざ母が抱っこしようとすると，すぐにむずかって降りようとする。母が降ろすと，すぐにまたむずかり始め，母の膝の上に登ろうとする。このような行動を繰り返している。母の不安と緊張は非常に強く，このような子の行動に対してなす術もなく，お手上げの状態である。

先の2例と比較すると，このC子では母子関係の様相がさらに明瞭に浮かび上がっている。すなわち，子どもは母親から離されると，母親に執拗に抱っこを要求するが，いざ母親が抱っこをすると途端に嫌がるようにしてのけぞり降りようとする。このような繰り返しが母子間で展開していることを見て取ることができる。このような特徴が，1歳台になるとさらに鮮明に浮かび上がってくる。

第3章
1歳台の子どもの母子関係

1　SSPからみた母子関係の様相

　先に述べた0歳台にみられる母子関係の様相については，実際の臨床面接場面で筆者が捉えた特徴も含まれるが，その多くは母親からの情報として得られた乳児期の特徴である。

　ではそこで得られた乳児期の特徴を実際の母子関係の中で捉えると，そこに何が見えてくるか，1歳台の8例（男性6例，女性2例）を通して検討してみよう。

　ここからはすべてSSPにおいて観察された母子関係の様相を取り上げる。年齢の若い順から各事例について解説する。各事例のはじめに知的発達水準，主訴，発達歴を記載し，その後SSPにみられる母子関係の様相についてまとめて解説した。なお，事例記述に当たり事例の匿名性を保つため，一部改変を加えている。

❖**事例1**[12]　1歳0ヶ月　男児

知的発達水準　正常域（DQ113）[13]
主訴　泣いてばかりであやしても笑わない，抱きづらく抱くとのけぞる，視線が合わない，人見知りが激しく人を寄せ付けない。

---

(12)　事例番号はすべて表3によっている。
(13)　津守稲毛式精神発達検査による発達指数

発達歴 胎生期，切迫流産しそうになったことがある。新生児期，泣き声が弱かった。3ヶ月，あやしても笑わない。抱くと全身硬くして緊張が高い。おなかが空くと泣くが，母乳をやるとすぐにおとなしくなって眠る。首が座ってからは縦抱きをしてもらいたがり，母子の肌が触れ合わない。抱っこしようとしても自分から身体をひねって，母に背を向ける。4ヶ月，寝返りやずりばいをしていた。自分から抱っこを要求しない。おすわりもまったくしないで，すぐに立とうとする。じっとしておらず，いつも落ち着かない。6ヶ月，歩行器を使わせると終始機嫌はよく，一人遊びのことが多い。8ヶ月，つかまり立ちができるようになると，その数日後には手を離して一人歩きをするまでになった。授乳時，母が「おいしい？」と声を掛けたら，いきなり顔を叩かれた。止めようとしたら，さらに激しく2度も叩かれてショックを受けたこともあったという。1歳0ヶ月，関係がとれにくいという母の不安から，某小児科クリニックを受診し，そこで筆者のもとに紹介された。

　日頃から子は母と視線を合わせない。ただよく見ていると，単に視線を合わせないというよりも，遠くにいればこちらの気を引く行動をとるが，いざこちらが働きかけると避けるようにして視線をそらし，他のことに気移りしてしまうという。母が他のことをしていると，なんとなくこちらを意識して相手をしてもらいたそうにしているが，いざ母が相手をしようとすると，視線をそらし，一人で他のことをしてしまうということにも母は気づいていた。

SSPにみられる母子関係の様相[14]

　①両親同伴での来所。子は入室するなり，周囲の様々な玩具に目が行き，いろいろな物を扱おうとするが，どうしてよいやら戸惑いを見せている。母を求めるような仕草を見せることはなく，表情も乏しい。母は子の動きに付き合って，玩具をいろいろと扱っては子に勧めて誘っている。父はそばで見ていることが多い。まもなく父に退室してもらい，SSPを開始。

　②母は子に対して積極的に関わろうとするが，子はそれに対して母の接近

---

(14) SSPでの様相を記述するにあたって，①では筆者がSSPの方法について説明しているが，そこでの母子ふたり自由に遊んでいる様子を中心に記述している。

からすり抜けるように他のことに関心が移っていく。そのため母子間で交流が芽生えない。子は母に対して回避的行動が顕著。子はマイペースで落ち着きがなく，多動であるという印象を受けるが，母子の関係性に着目すると，母の焦燥感からくる子への接近は子には侵入的に映り，子を回避的行動へと駆り立てているように感じられる。

　③母がビニールトンネルに入って子に一緒に遊ぼうと促すと，少し興味を示しながらもすぐに離れて一人でボールを手に持ってうろうろと動き回り始める。その時，ストレンジャー（以下ST）が入室するが，動き回っている最中にSTの存在に気づく。一瞬視線が合いにっこりするが，すぐに表情はなくなってしまう。ただその後わざわざ遠くに置かれていた（ビニール製の大きな）フープを一つ手に取り，STの方に向かってフープを持った腕を伸ばして手渡そうとする。それを見て母も子に促すように「どうぞ」と声をかける。子はぎこちない足どりで懸命になってSTに自分から近づき，フープを手渡す。しかし，STにフープを手渡すと，すぐに何もなかったように他の遊びに気が移っていく。他者への関心はあるが，それは瞬間的なもので，それが持続して何らかの対人交流へと発展することはない。そのため子の情動反応には余韻がなく，情緒的交流も生まれない。一見とても人なつっこい印象を与え，愛想よいように見えるが，それはわれわれの表面的な印象であって，子が自らの好奇心に動かされて意図的に関わろうと振る舞っているようには思えない。

　④それまで積極的に働きかける母に対して回避的反応を示していた子であったが，母が退室するとすぐに気づいて，母の姿を目で追い，ドアまで追いかける。ドアが閉まり母の姿が消えると，明らかに困惑した表情になるが，強く泣き叫ぶことはなく，少しぐずるような弱々しい声を時折発するだけである。口は閉じられていて，発声そのものを抑えているように見える。音に急に敏感になって周囲の様子をさかんにうかがい，何か音がするとその方向に近づいていく。STが抱きかかえてあやしても泣きやむ気配はないが，一貫して泣き方は弱々しく，こちらに訴えかける強さはさほど感じられない。

抱かれたまま子はきょろきょろと周囲を見渡していたが，自分から降りてソファに置かれていた母のコートを手にとってぐずり出す。STがぐずる子をなんとかなだめようと努めていた時に，母が入室してくる。

　⑤母が入室すると，すぐに母の方に接近して自分から両手を伸ばして抱かれようとする姿勢をとる。この時，すでに子の視線は母を回避するようにしてドアを開けて母を誘導したスタッフの方に注がれている。母は子を抱き上げるが，子は母にしっかりと抱きつくことはなく，両腕は下げたままである。子の視線は退室しようとするSTの方にずっと向けられている。弱々しく発していたぐずり声もすぐに止んでしまう。10秒ほど抱かれていたが，すぐに再び先ほどと同じ様なぐずり声を出して自分から下りてしまう。その後もずっと機嫌のよくない状態で，終始ぐずっている。周りにある玩具に興味を示して扱い始めても母が積極的に関与すればするほど子は回避的な行動を取ってしまう。その後，次第に子は甘えたような泣き声を出し始め，母を求める。

　⑥母が子を置いて退室しようとすると，子は母の洋服の裾を引っ張るようにして母を求めている。そのため母は子を一人にして退室することをためらい，子の相手をしていたが，こちらの指示で子を床に寝かせて，母一人で退室してもらう。するとずっと泣き続けるが，しばらくの間は床に寝たままで，母を追い求めることはない。泣き方も弱々しく，訴えかける強さに欠けている。しかし，次第に泣き方は激しくなって，まもなく起きあがって母を求めて動き回る。泣き声とともに「ママ」と叫んでいるようにも聞こえる声が時折認められた。

　⑦まもなくSTが入室して抱きかかえ，あやそうとしてもまったくといっていいほど効果なく，ぐずり続ける。ただし，その際の泣き方は弱い。それでも最初の頃の泣き声よりも強まっているようにみえる。

　⑧母が再び入室すると，すぐに母の方に接近して抱かれたが，それでもぐずり続け，訴えるような激しい泣き方は見られない。最初の母再会時よりも積極的に母の方に接近して抱かれている。ずっと抱かれていて下りようとしない。母に抱かれると急速に泣きやんだのが印象的である。その後もずっと

母に抱かれていたが，両腕は母にしがみつく姿勢を取らず，だらりと下げたままである。母はずっと抱き続けてあやしていたが，子を揺らしてあやすリズムがあまりにも性急で，時に横抱きにしてクルクル回したりする。ゆったりとしたあやし方にはなっていない。

事例1のまとめ

　不安と焦燥感の強い母が子になんとか関わりを持とうと懸命に関わっているが，子は母のそうした熱心な働きかけを避けるようにして母の誘う遊びから他の遊びに移っていく。子が他に関心を示すようにして指し示す物を母は取ってきて子に差し出す。すると子は他の物へと関心を移して，同じように他の物を指し示す。そうして次々に他の物へ気が移っていき，いつまでもある一定の物を介した遊びに母子双方が落ち着く気配はない。母子の間ではそのようにかみ合わない関係が続いているが，STが入ってくると，初めて会った人物であるにもかかわらず（だからこそか），見るなり気遣うようにしてフープを取りに行き，おぼつかない足取りでSTの方に歩み寄り，フープを手渡している。これほどまで母の関与から回避的に行動していたにもかかわらず，いざ母が不在になると，ST相手では落ち着かなくなり，次第に心細い反応を示し始める。激しい不安の表出までいかず抑え気味であったが，泣き続けている。しかし，母との再会になると，母との接近を回避するように代わって出ていくSTの後ろ姿を追いかけている。子は母に抱かれるとすぐに回避するようにむずかり，自分から積極的に母に慰めを求めることはない。

❖ 事例2　1歳0ヶ月　男児

知的発達水準　境界域精神遅滞（DQ80）
主訴　泣いてばかりであやしても笑わない，抱きづらく抱くとのけぞる，視線が合わない，人見知りが激しく人を寄せつけない。
発達歴　仮死，吸引分娩。新生児期，授乳中のけぞったり母の手をふりはら

う，視線が合わないなど母子間において子がしっとり甘えるといった関係が乏しかった。子はよく泣き，母乳を飲んだあとも泣き続けることが多かった。あやしても笑わない，抱いてもすぐにのけぞるので母は疲れやすかった。生後5ヶ月，指しゃぶりが始まる。指しゃぶりによって泣き叫ぶことが減った。子は，抱かれることを嫌がり，のけぞってすぐに降りていた。そして，一人で横になって指しゃぶりをして寝てしまうことも少なくなかった。夜は30分から1時間おきに起きては激しく泣く。子どもの多い場所へ連れて行くと嫌がって泣く。真似をまったくしようとしない，人見知りが激しく，周囲への警戒心が強い。初回面接で，母親は，「この子を赤ちゃんらしく感じたことがない」と語っているのが印象的である。

SSPにみられる母子関係の様相

①両親同伴での来所。子は床に座って辺りを見渡しているが，母の方を振り返ることなく，ボールテント（テニスボール大のビニール製ボールが沢山入っているビニール製のテント）をじっと見つめている。母はそばに行って玩具を説明したりして語りかけているが，子は母の方に目を向けることはほとんどない。SSPの説明のため筆者が入室し，母のそばへ行き母と話し始めた。子は，それまでと同じように一人でボールを転がして遊んでいたが，話をしている筆者と母が気になるのか離れた場所から時々様子をうかがうように見ていた。少しして筆者が子のそばに行き抱き上げようとすると，筆者の手をふりはらうようにして嫌がる。母はその様子を見て，「○○ちゃん，大丈夫だよ」と声をかけるが，子が母を求めて近寄って行くことはない。

②筆者が母への説明を終えて退室すると，子はまた一人でボールを転がし遊び始めた。母は，子が遊んでいる滑り台からは少し離れ，SSPのため用意された椅子に腰をかけた。その場から「滑り台，ヒュー」などと繰り返し子に声をかけていた。すると，まもなく突然子が母を求めるような声を出して，両手を上げた。母はすぐに子のところに行き，子の手を取って遊ぼうとするが，場面①での筆者の時と同じように嫌がったため，母はあやすように子を抱き上げた。しかし，抱き上げると子はすぐに他のものに視線をそらし

身体をずらすため，母は抱き続けることができず子を降ろさざるをえなくなった．その後，母はだんだんと子に対して働きかけることが少なくなり，腰に手をあて一歩引いたところから子の表情をうかがうようになった．母の呼びかけに対してなかなか期待したような反応を示さない子に対する母の困惑した思いが伝わってきた．

③ST が入室すると子は目で追い愛想笑いをしていた．母は，子が ST に対して目をやる度にしきりに「『こんにちは』って」と挨拶を促したり，不自然に頭をなでている．その一方で，子の顔にボールが当たっても母は特に心配するような反応を示さない．それまで子と一緒にボールテントのところで腰を降ろして遊んでいたにもかかわらず，母は子から離れて ST の横に用意された椅子へと移動した．その時，子は母に目をやったが，母は気付かず子が ST を見るたび先程と同じように，「こんにちは」と挨拶を促すように声をかけていた．子も ST を気にして度々見ていたが，母自身も ST の存在をとても気にかけている様子だった．

④子は母が出て行ったのに気づき目で追うが，あと追いをすることなくすぐに ST に注意を向けて微笑んだ．しかし，しだいに不安が高まり全身を固くして ST が車のクラクションを鳴らすと一瞬引きつった笑顔を見せた後，次の瞬間には突然泣き始めた．表情は平常を装い不安な思いを抑えていたが，車のクラクションをきっかけにどっと不安な思いが込み上げてきた様子だった．そして，母が出て行ったドアの方に向かって両手を上げ徐々に激しく泣き始めたので，ST が抱き上げようとした．しかし，ST の手をふりはらって嫌がり一人で泣き続けていた．その後，泣き続ける子を ST が抱き上げ他の玩具であやそうとしても興味を示さず，身体を動かすので床に降ろすと，両手を上げて抱っこを求めていた．突然母がいなくなり，不安で誰かに頼りたいのに，それもできないといった様子であった．

⑤母は入室するとすぐに子を抱いて，しきりに「ごめんね」と言いながら頭をなで，子の顔を覗き込んでいた．一方子は顔をそむけ目を合わせずに母の胸との隙間に肘を入れて母と身体を密着するのを避けるようにして指しゃ

ぶりをしていた。しかし，しばらくすると泣き止み，母の胸に顔を埋め視線も合うようになった。しばらく子は母の胸に顔を埋めていたが，子の関心が玩具の方にいったので母は子を床に降ろした。子が近くに転がっていた小さいボールを手にして再び遊び始めると，まもなく母は退室した。

⑥一回目の母子分離同様退室していく母に目をやったが後追いはなく，子は身体を固くして周囲に警戒的な視線を送り，しばらくして（15秒後）泣き始めた。それは，④の時よりも強い泣き方だった。

⑧泣き方が激しかったので，⑦のST入室を省略して，すぐに母に入ってもらうことにした。母は入室し，泣いている子のもとに急いで駆け寄り抱き上げた。母は子を抱きながら繰り返し「〇〇ちゃん，ごめんね」と顔を覗き込む姿が印象的であった。その後，子が遊びを始めても「大丈夫？　もう機嫌なおった？」と浮かない表情で話しかけていた。

事例2のまとめ

最初に母子2人で過ごしている時の子が母の働きかけに対して無視するように背を向けてボールテントのボールを手にして遊んでいるが，子は一人で楽しんでいるようには見えない。母に対して無視するような態度を取っているのは，「拗ねている」といってもよい態度である。STが入ってきた途端に，母は子に挨拶を促すが，子は応じる気配はない。なぜか母はそんな子の頭をさかんになでている。そのことが筆者に違和感を抱かせた。母が退室してSTと子の2人きりになると，子はSTを非常に意識しながらしばらく考え込むようにして動きが止まっていたが，STに気を遣うようにして自分の手を差し出してSTを自分の方に誘うような仕草を示す。それに呼応してSTが子に近づき，子が手で触っていた車のクラクションをSTが押して鳴らした途端に，子のそれまでの不安と緊張が一気に爆発するようにして表情に不安が走り，泣き始め，どんどん泣き方は激しくなっていく。STが抱きかかえて慰めようとするが，子は拒否するようにして身体をくねらせている。ずっと泣き続けていたが，母が戻ってきて，母に抱かれると途端にすとんと泣き止むとともに，母と入れ替わりで部屋を出て行こうとするSTの後ろ姿

をずっと目で追い続けている。母はさかんに子の頭をなでながらなだめているが，まもなく子はぐずり始めて身体をねじらせて抱かれるのを嫌がるようにして降りていく。すると自分一人で再び遊び始める。母がいなくなるのに気付くと，しばし様子をうかがいながら周囲の気配を感じ，次第に不安げな表情を浮かべて泣き始める。④の時よりも激しい泣き方になったので，すぐに母に入室してもらった。

　母に対して甘えたいにもかかわらず，どこか「拗ねていて」自分から甘えようとしない。一人ぼっちになってもしばらくの間は心細さを感じながらも自分一人で周囲の様子をうかがうようにしているが，この不安と緊張には耐えられず，ついに泣き始めている。それにもかかわらず，母との再会では抱かれはするが，そこにしばらく身をゆだねることはなく，むずかるように嫌がって降りてしまう。

　母の前では自分の「甘え」という弱みを極力見せまいとする態度が顕著であるが，母はなぜ子の頭をさかんになでているのであろうか。そこに母の子に対する思いが強く反映していることがうかがわれる。なぜなら「なでる」行動は子が何か母から見て褒めたくなるような親の期待に応える行動を取った時に行うものであるが，子はけっして褒めたくなるような行動を取っているわけではない。それでも母が思わずそうした行動を取っているということは，母の子に対する「こうあってほしい」という願いの強さの反映ではないかと思われる。普段の社会生活の中では他人様の前で母の期待するように振舞ってくれないということが母の主たる悩みであることを考えると，いかに母が子に自分の期待を掛けているかがわかるし，そうした期待に子も応えようとする一面がある。それはSTに対して何とかして相手をしようと努めている④における子の振舞いに見て取ることができる。

　子は母に対して「拗ねた」行動を取っているが，いざ母子分離になると，抑えていた不安に耐えきれなくなり，母を求める。しかし，いざ母と接する段になると，途端に回避的反応を示している。ここに事例2の母子関係の特徴が端的に示されているように思われる。

❖ **事例3　1歳4ヶ月　男児**

知的発達水準　正常域（DQ94）
主訴　自閉症ではないか。
発達歴　周産期，特記すべきことはなかったというが，2ヶ月，子が視線を合わせないことや，顔を近づけると顔を背けることが気になった。夜間に授乳が難しく，苦労した。5ヶ月の時，母はうつ病になり，実家に戻った。産後うつ病の診断を受けて治療に通い始めた。この間，自分は育児ノイローゼ状態だったと振り返る。3ヶ月，寝返りするようになった。1歳0ヶ月，子どものことが気になったので，近医を受診したら，自閉症といわれた。現在気になることとして，①突然過剰に興奮して笑い出す，②自分でやらずに母の手を引っ張って何でもやらせようとする，③物の扱い方が乱暴，④他児と遊べない，⑤水や車輪に執着する，水たまりを好む，⑥かんしゃくを起こす，などがあるという。
特記事項　母は産後うつ病。

SSPにみられる母子関係の様相

　①両親同伴での来所。筆者は主に父にSSPの方法について説明する。母はそばで一緒に聞いているが，表情は乏しく，元気のなさが目につく。母はそばに立っている子の手をずっと握っているが，子が周囲の玩具に興味を示して母から離れて行っても，母は腕を差し出したままの姿勢を保ち続けながら筆者の話を聞いている。子はおしゃぶりを口に頬張っていて，まったく声を出さない。まもなく父に退室してもらい，SSPを開始。

　②子は母のそばで遊んでいるが，母からの積極的な関与はなく，子はどこか遠慮がちである。母に対して目立った回避的行動は見せず，母のそばで遊んでいるが，母の方に寄っていくことはなく，一人で滑り台を登り始める。母の方を見つめて，心細そうにしているが，母は子とつき合うのはつらいのか，椅子に座ったままで，時折「危ない」と声をかけているだけである。

　③STが入室すると，母は子と2人きりの時には見せなかったような愛想

笑いを見せてSTに挨拶を送る。しかし，まもなく表情も消えて，ずっと椅子に座ったまま，子に特に働きかけることもない。母とSTが見つめる中で，子は滑り台の上に登ったままで，降りることも滑ることもどうすることもできないで心細い状態にあるにもかかわらず，母は椅子に座ったままで一向に子のそばに寄って行くことはない。泣きそうになりながらも，子はついに滑り台の上から一人で滑ってしまうが，まったくうれしそうな反応は見せない。内心はこわごわであったのではないか。それにもかかわらず母とSTは座ったまま，2人で拍手をして褒めている。子は慰めてもらいたそうにして泣きながら母に接近する。母は子を抱きしめるが，身体はそっていていかにも子を抱きしめるのがつらい様子である。抱きしめて背中を叩きながら慰めている。まもなく子は母から降りて，そばで遊んでいるが，母からの積極的な関与はなく，子もどこか遠慮がちで，安心して遊んでいるふうではない。すると，母は子の近くにある机の上に置かれた玩具に子の注意を引かせ，遊ぶように促す。子は仕方なくその方に引かれるようにして行き，玩具を扱い始めるが，まもなく母は子に「壊したら駄目よ」と注意している。子はどうしてよいか困惑気味な反応を示している。

④母が退室するが，子はSTがいるためか，特に心細い反応は見せず，STと2人になると，逆に声も大きく，活発に遊ぶようになった。

⑤母とSTが入れ替わると，子は入室した母を見ることなく，STの背中を目で追いかけている。STが出て行くと，子は母に背を向けて遊び始める。

⑥母の退室後，一人になると，しばらくは様子をうかがうようにして，身体を動かすことなく，周囲の様子を斜めから見ていたが，次第に心細い状態になって，ついに感極まり泣き始めた。次第に大声で泣き始めたため，STが途中で入ってきたほどである。

⑦STが入ってきて，抱きかかえてあやそうとするが，まったく治まらず，一人激しく泣き続け，STの抱っこも嫌がり，ドアの方に行く。

⑧母が早めに入室。母を見るなり，すぐにSTの方ばかりに視線を送り，母に対して慰めを求めることはなく，母が抱きかかえようとすると，すぐに

泣き止む。母も子におしゃぶりを与えて，泣き止ませている。

事例3のまとめ

　子は母から離れて遊んでいる。滑り台に一人で登ったのはよいが，上に登ってその後どうしたらよいか，滑ることも降りることもできずに一人で心細くなっているのが表情によく表れているにもかかわらず，母は遠くから椅子に座ったまま一向に動こうとせず，口先で注意をしているだけである。どうすることもできず，仕方なく一人で滑ると，母はその勇気を讃えるように拍手をしているが，子はうれしいはずはない。いざ母子分離となると，途端に心細い状態になり母を求めるが，母が戻ってくると途端に回避的反応を示している。うつ状態の母が子の相手をするのがつらいことが，SSP全体に強く感じられた。

❖事例4　1歳7ヶ月　女児

知的発達水準　境界域精神遅滞（DQ76）

主訴　自閉症ではないか。今後どうしたらよいか教えてほしい。

発達歴　妊娠7ヶ月頃から母の体重が殆ど増えなかった。周産期，微弱陣痛で子宮収縮誘発剤を使用した。陣痛が始まってから2日間かけての出産だった。出生時体重，2,200グラム程度の未熟児だった。頸座6ヶ月，起座10ヶ月，始歩1歳3ヶ月と全体的に遅れ気味だった。母は最初，母乳で育てようとしたが，授乳のリズムが付きにくく，身体的に苦しかったため，近所の母方祖父母の家に預けた。主に祖母が世話をして，夜は母と一緒に眠るという生活をしていた。3ヶ月健診，他児が泣いてしまうほどの大きな音を聞いても反応しなかった。日頃から名前を呼んでも反応しなかったり，大きな物音に反応しなかったりする。6ヶ月でハイハイを始めたが，部屋の中を何度も行ったり来たりする。換気扇が回る様をじっと見ていたり，時計の針が動く様をじっと見ていたり，回るものをよく見ている。現在もそれらが続いている。10ヶ月，一人立ち。1歳3ヶ月，始歩。歩き方は少々ぎこちなく，膝を

少し曲げたような状態で歩く。歩き始めてからも部屋の中を何度も行ったり来たりするような行動が見られる。母や祖母とボールを投げ合う遊びをしていても，なぜか急にどこかへ行ってしまったりする。また，一人でくるくる回っていることがある。1歳6ヶ月健診で，積み木を重ねるなどの課題ができなかったが，行動面は問題ないと言われる。しかし，何かを要求する際に，人の腕を掴んで引っ張っていく行動が気になり，母がインターネットで調べ，自閉症の行動特徴ではないかとの疑いを持っての受診となった。

母方祖母が近くに住んでいて，子をほとんど預かってもらっている。両親共働き。父は夜自宅に直接帰るが，母は夜6時頃祖母宅に行き，一緒に食事をして10時頃帰る。両親同士の会話は少ない。祖母と母は子のことでよくもめるという。出産後，10ヶ月の産休はとったが，授乳のリズムがなかなかつかず，夜も子がなかなか眠らなかったので，大変だった。昼間は祖母が子の面倒をみている生活が続いている。母は自分の性格を，内向的で対人関係は苦手だという。

初診時の母子の様子

子は警戒的な表情を浮かべながらもじっとこちらの様子を見ている。声は出ているが，口元は固く閉ざして，うなるような声を出している。両親と祖母が相手をしているが，母を嫌がり，祖母に甘えている。そんな子に対して母の気持ちは複雑な様子である。

SSPにみられる母子関係の様相

①母方祖母と両親同伴での来所。筆者が床にすわっている3人に説明する間，子はそばに置かれたボールテントからボールを取り出し，放り投げるのを繰り返している。周囲の大人を求める仕草は見られない。両親がいろいろな玩具を使って子を遊びに誘うが，それには積極的に応えることなく，圧倒されるような姿勢で眺めている。父がボールを転がすと，子は少し驚いたようにして尻込みしながらも，ボールを転がして返す。母が遊びを促しても子はただ黙って棒立ちになるばかりで積極的に呼応しない。3人の大人が気遣いながら子の反応を引き出そうと懸命になっている姿が印象的である。

②先ほどまで一緒にいた父と祖母が退室して，母子2人になる。母は直径1メートル大のボールを子に向かってころがして遊ぼうと働きかける。すると，子はボールがゆっくりころがってくるのを怖がって怯えるようにして後ろに下がる。筆者が退室するのを子は数秒間目で追っている。母は子に何をどう働きかけてよいのか困惑していて，さかんに子に何をしたいのか，どうしてほしいのか，尋ねるようにして子に関わっている。子はそんな母の働きかけには回避的な態度を示しながら，自分でもさかんに右腕を突き出すようにして何かを訴えている。しかし，それが明確に何かを指しているふうではないので，母が子の腕の先に何があるか見当をつけて子に差し出すが，そのすべてに対して子は満足した反応を示さない。差し出した腕の先にボールがあったので，母がボールを取ってくると，子は怖い物でも見たようにして両腕を引っ込めてしまう。母は子の反応を見ては他のボールやパンチング・ドールなどを次々に持ってくる。ボールではなく，パンチング・ドールを母が持ってきた時には怖がらず，自分から手を差し出したため，母はこれが欲しかったのかと一瞬思えたが，子はそれに対して強い興味を示すわけではない。そうではなくて，子は母に両手を近づけて抱っこを求めているような仕草を見せている。しかし，母はそのことに気付かず，相変わらず，他の何かを探ろうと懸命になって相手をしている。このようにして母は子に何か物を持ってきて応えようとしているが，子は物そのものを求めているのではないことが次第にわかってくる。

③母が乗り物の馬を差し出して子がそれに興味を示そうとした時に，STが入ってくる。子はSTに気付くとすぐに遊具の馬の耳を握っていた両手を離して後ろに下がって座ってしまう。そして挨拶をしようと近づいてきたSTに対して子はじっと睨みつけるような目つきで警戒的な態度を見せる。このように最初はSTに強く怯えたような恐ろしい形相を示していたが，30秒もすると警戒的な構えは少し和らぎ，下を向く。母が馬を手に持って子に働きかけると，嬉しそうな表情を浮かべるが，それは母に向けての感情表現ではなく，STの方に顔を向けての笑顔であった。STが穏やかに子に働き

かけていると，子の警戒心は薄らぎ始めた。子はずっとSTの方ばかりに視線を向けて，母の方には向けることがない。

　④母がいなくなっても不安がることはない。STの誘いかけに遠慮がちながらも反応し始める。STとの間で次第に機嫌のよい声まで出してSTの働きかけには自分から反応するようになる。さらには自分からSTの方にボールを転がして相手の反応を期待するように視線を向けるまでになった。

　⑤母とSTが入れ替わる時，STが去っていくのを数秒間目で追っている。STの姿が見えなくなると，母には接近せず，背を向けて一人で行動し始める。ずっと母は機嫌を取るように相手をしている。ボールを転がしては子の反応を見たりしているが，母の働きかけには先ほどのST相手の時とは明らかに異なっていて，自分から母の働きかけをわざと無視するような態度を取っていることがわかる。母とふたりになると，先ほどの④の時のような機嫌のよい声を出すことはなく，どことなく欲求不満のたまったような声を時折出している。そんな時に母はそっと退室する。

　⑥母の退室に子はすぐに気付いて，母が出て行ったドアの方をじっと立ち尽くして見ている。後追いをせず，一見平気な様子だったが，10秒ほどすると，心細くなったのか，泣き始める。最初は用心深げにためらいつつ泣いていたが，まもなく激しく泣くようになる。あまりの激しさのために60秒後にSTが入った。

　⑦STが入ってくると，すぐに子はSTの方を見ながら近づいてくるSTに対して両手を差し出して抱っこを要求するような仕草をする。しかし，STの両肩に両手が触れた瞬間にすぐに子は泣き止み，差し出していた両手も引っ込め，STに背を向けて床にすわり周囲を見渡し始める。特に何かをしたい様子ではない。STがボールを投げてやると，少しは応じるが，すぐに立ち上がって動き回る。無目的な行動で，ふらふらと動き回っているように見える。着ているカーデガンの裾を両手で持って手持ちぶさたにしている。

　⑧母とSTが入れ替わって母がそばに寄ってくると，子は出て行くSTの方に視線を向けて，母を避けているが，STの姿が見えなくなると，子は母

を無視するようにして再び自分のペースで遊び始める。

事例4のまとめ

　子は母に対して強い迷いが感じられ，なかば怯えたようなところが見られる。母に対して何か物を求めて要求しているようには見えるが，明確に何かを要求しているのではなく，本当は母に抱っこしてもらいたいことが母子の動きを観察しているとわかってくる。子は明確に何か物を要求しているのではなく，ただ自分の心細い気持ちを受け止めて抱き留めてほしいのである。しかし，母は何か物を要求しているものと思い込んで相手をしている。このような母子間のすれ違いが起こっていることは日頃から母が子の気持ちを汲み取ってやることができていないことの反映であろうことは容易に推測できる。さらに印象的であったのは，大きなボールを母が子の方に転がすと，ボールの動きの力動感に怯えるような反応を見せていることである。最初にSTを見た際にも見られ，非常に警戒的な様子で身構えていた。しかし，それほどの恐怖心が起こっているにもかかわらず，子は母に身を寄せることをしないところに，母が子に対して愛着表象となっていないことが示されている。

　母自身は子の気持ちを汲み取ることが難しいのであろう。情緒応答性の不良が目立つ。そのためであろうか，子の母に対する「甘え」には非常に強いためらいがみられる。

❖**事例5　1歳8ヶ月　男児**

知的発達水準　中等度精神遅滞（DQ44）
主訴　自閉症ではないか。
発達歴　胎生期は問題なかった。帝王切開で出産。乳児期からもの静かでおとなしかった。人見知りや後追いはみられず，一人おとなしくしていたので，手がかからなかった。10ヶ月頃，発育の遅れで，2歳上の兄とは違うと思い始めた。1歳児健診で，保健師に自閉的だと指摘され，初めてそのことを意

識した。それまでは視線が合いづらいことなど感じたことは無かったが，そう言われてみると，そうかもしれないと思い当たる節がいくつかあることに気付いた。1歳3ヶ月，座位がやっとできるようになった。まもなく，小児科，神経科などを受診し，今では地元の子ども発達相談センターの理学療法に通うようになった。現在，本をめくる，玩具箱の中身をすべて取り出しては放り投げることなどを楽しむ。ベビーカーに乗せるとベビーカーのタイヤをじっと見つめている。いまだに歩行はできない。一度寝付いても夜中に物音ですぐに起きてしまうなど，眠りが浅い。母の抱っこを嫌がることはない，抱かれにくい姿勢をとることもない。

両親とも社交的で育児には熱心である。

SSPにみられる母子関係の様相

①母子と2歳上の兄の3人での来所。兄は部屋に入って中を見るなり，興味津々といった様子で，自分から積極的に遊び始める。子はいまだに歩くこともできず，床に座ったままじっと中を見ているが，積極的に周囲を見渡すことはなく，兄の動きをじっと見ていることが多い。兄が手にした玩具に子はそばで欲しそうに手を伸ばすが，兄が嫌がって渡そうとしない。するとそれ以上に抵抗を示すことなくおとなしくしている。子は一人で床にあったボールを一つ手に取って転がし始める。しかし，一度ボールを転がすと，それっきりでじっとしている。時折母のそばに近寄って，泣きべそをかくような表情を見せるが，どこか遠慮がちである。SSP実施にあたり，兄は子（弟）と一緒にいてもらうことにした。

②兄が活発にパンチング・ドールを手にして動き回っているが，子はその動きに圧倒されたのか，自分からボールテントの中に入って行く。すると兄もその中に入って激しく動き始める。兄がボールテントの中で両足を動かしてはしゃぐと，同調して子もうれしそうに両足を動かしてはしゃぐ。母はそばで椅子に座って，兄や子の動きに合わせて，自然な感じの声掛けをしていて楽しそうな雰囲気が生まれている。

③ST入室。まもなく兄はボールテントから出るが，子はずっとテントの

中に居続け，ボールをいじり続けている。母が退室しようとすると，兄は一緒について出ようとするが，母に説得されて留まる。その間，子はまったく目立った反応を見せない。

④母が不在になっても目立つ反応は見られない。

⑤母が戻ってくると，兄は安心した様子だった。子は兄が遊んでいる様子をずっと眺めてそばに寄って行くが，母に対しては常に距離を取っている。

⑥母の退室で兄の方が心細くなって「ママ」を連発。しかし，踏み留まって一人で遊び続ける。子は兄からも離れたところで，パンチング・ドールを押しては戻ってくるのを楽しんでいる。兄の遊びに興味を示すも，相手をしてくれないと，結局また一人で遊ぶ。

⑦STが入ってきても目立った反応は見られない。兄が遊んでいた玩具に一人で寄って行き，扱い始める。兄が戻ってくると再び離れて行く。

⑧母が戻ってきても特に目立った反応は見られない。兄のそばで遊ぶ様子を眺めている。兄が鉄琴を叩いていると，子も叩きたくなってやろうとするが，兄は嫌がり，子から背を向けてやり始める。兄から拒否されるのが恐いのか，兄のそばに行って同じ玩具を扱いたそうにしてはいるが，遠慮して手を出そうとしない。兄が嫌がる素振りを見せると，すぐに回避的になる。

事例5のまとめ

兄が一緒にいたことがどのように関係しているかはわからないが，子はずっとボールテントの中に入ったままで，一貫して回避的行動を示していた。SSPではこのような反応を見せていたが，その後の治療経過の中で，ひそかに母やスタッフへの関心を示すようになり，近寄っていくようになっている。しかし，そのことにスタッフが気付いて真正面から相手をしようとして近づくとすぐに背を向けて回避的反応を見せている。そこに「アンビヴァレンス」(79頁後述)の特徴を見て取ることができる。

❖**事例6　1歳9ヶ月　女児**

知的発達水準　境界域精神遅滞（DQ70）
主訴　視線が合いにくい，呼びかけに反応しない，喃語のような発声ばかりで有意語はない，一人言のようにぶつぶつつぶやく，気移りがはげしい。
発達歴　乳児期，子は母乳を飲みたがらず，飲ませようとすると子は母の胸に手をあてて押しのけ，授乳されるのを嫌がっていた。そのため母は搾乳して飲ませていた。ただ子は抱かれることは嫌がらなかったので，抱いていることが多かった。5ヶ月，母が手首の腱鞘炎になり，治療のため安静にするように言われ，子を抱くことを極力減らすようにした。泣けば抱くようにしていたが，抱いてやれないときは激しくずっと泣き続けていた。8ヶ月，母に対する後追いがはっきり認められた。11ヶ月で歩き始めると周りの物への関心がふえ，あちこち歩き回るようになり，抱っこを求めなくなった。1歳，非常口のマークなど，独特な物に興味を示すようになった。1歳2ヶ月，ビデオを見せるようにしたら，しまじろうや英語のビデオを1日数時間見るようになった。当時からアルファベットに興味を示し，母のシャツの文字を見て指差していた。家の中に貼られていた「あいうえお」表を見たり，車のナンバープレートの数字を見たりしていた。1歳6ヶ月，横目で物を見るようになったが，1～2週間で消失した。この頃から呼びかけても反応しなくなり，視線も合いにくくなった。1歳6ヶ月健診で，多動で明らかに他児と違うことに母は気づいた。以後，子に対する接し方をいろいろと工夫するようになった。父も母と一緒になって，夜，遊びの相手をしてやると，喜んで楽しみにするようになった。母が手遊びをしてやると，よく見て真似をするようなところも出てきた。1歳9ヶ月，他院から筆者を紹介され母子同伴で受診。

SSPにみられる母子関係の様相
　①母子2人での来所。母が入口で靴を脱いでいる間に，子は一人で部屋の中に入り，周りの様子を眺めている。興味を覚えたのか，すぐに一人でボー

ルテントのそばに行き，中からボールを取り出し始める。すると母はすぐにそばに近寄って，「ママにちょうだい」と語りかけて，ボールを母に手渡すように促す。そんなボールのやりとりをしばらく繰り返しているが，母の積極的な姿勢に反して子はどことなく戸惑った様子である。

②子はある玩具に興味を示して一人で遊び始めた。母は一緒に遊ぼうとしていろいろと働きかけていたが，子はほとんど反応を示さず，下を向いたり，背を向けるなど，母に対して回避的な反応が印象的であった。そんな子に対して，母はどうしたらよいか途方にくれているようで，遠く離れたところで正座をして子の様子をみるようになった。

③STが入室すると，子はボールテントの出入り口のところから覗いてSTの様子をうかがっていたが，目が合うと覗くのをやめてテント越しにじっと見つめ，強い警戒心を見せていた。

④母が退室すると，ボールテントの中に入ったままボールを扱うこともやめ，急にまったく声も出さなくなり，じっと周囲の様子をうかがうようにして身を硬くした状態がしばらく続いた。母との直接的な関わりは避けながらも，いざ母が目の前から姿を消すと，明らかに不安と緊張が高まる様子であった。

⑤母が入室してくると自分のそばに来るまで母の方をじっと見ていたが，いざ母が目の前に来ると視線をそらし，まるで吸い寄せられるように，子の注意は退室するSTの方に移ってしまった。ソフトブロックで遊んでいた子の正面に母が座って手を貸そうとすると，子は母を回避するようにその場から離れてソフトブロックが入れてあるカゴのほうへ移動した。母も子にどう関わったらよいかわからない様子で，その場に座ったまま子を遠くから眺めていた。

⑥母が退室すると子は不安そうな表情をして母が出て行くのを見ていたが，あと追いすることはない。時々ドアの方を見ていたが，気を紛らわすように一人言をつぶやきながら玩具を扱っている。しかし，次第に遊びが手につかなくなり，不安げな声を発しながら室内を歩き回り，母が退室したドアの所

へ行く。

⑦まもなくSTが入室して子の相手をし始めると，しばらくドアの方に近寄り心細そうな表情を浮かべている。STが相手をしていると，次第に一緒に遊び始める。しかし，しばらくすると母のことが気になったのか，ドアの方に近寄ってゆく。ちょうどその時，タイミングよく母が入室した。

⑧母が入室するとすぐに子はうれしそうな表情を浮かべて歩み寄り，母の手を取って遊びに誘った。母の手を引いてボールテントのところまで来ると，子はボールテントの中に入り，うれしそうにボールを蹴ったり，かき回したりしていた。その時，母はなんとかボールのやりとりをしたかったのであろうか，はっきりとした口調で「○○ちゃん，はい，どうぞ」と子の目の前にボールを差し出して誘った。するとなぜか子は途端に母に背を向けてしまい，母との交流は途切れてしまった。

事例6のまとめ

母は子に働きかけても肯定的な反応を示してくれないので，自信をもてず，次第に距離をもって接するようになっている。子は母に対していつも回避的反応を見せている。しかし，ボールテントの中に入って引きこもっている状態にあって母が退室した途端にテントの中でじっと身動きをしなくなったところに子の強い不安と緊張が感じられる。ただ，母との再会になると，近寄ってくるまで母を見ているにもかかわらず，いざ母が子に働きかけようとすると，子は母から視線をそらして回避的となっている。

❖事例7　1歳11ヶ月　男児

知的発達水準　中等度精神遅滞（推定）
主訴　1歳6ヶ月健診で自閉的といわれたので，診断をしてほしい。
発達歴　妊娠8週から9週にかけて，切迫流産の危険があったので，安静にしていた。妊娠5ヶ月頃まで悪阻がひどかった。そのため体調がすぐれないことが多かった。貧血のため注射を受けたこともあった。妊娠6ヶ月，風邪

をこじらせて，中耳炎に罹患し，抗生剤を服薬したことがある。在胎38週で出産。生下時体重2,470グラムの未熟児だった。一日だけ光線療法（新生児黄疸に対する治療）を受けた。夜泣きが激しかったが，なぜ泣くのか理由がわからなかった。育てにくい感じが強く，手がかかる子だと思っていた。ビデオを見ることが好きで，ゴミ箱漁りをしていても好きな場面になるとすぐにビデオに熱中するほどだった。音に敏感で，特に大きい音に対する怯えが強く，すぐに母にしがみついていた。夜中に夜泣きが激しく，ミルクをよく飲ませていた。ビデオを見ると比較的よく寝付いていた。視線は合いにくい感じがあったが，最近ではそうでもなくなった。母子分離で瞬間的には泣くが，すぐに泣き止んで一人で遊ぶ。言葉は理解できていないようだ。痛みに鈍感で，泣いて訴えることはない。ビデオを見て，「ばいばい」や「いない，いない，ばー」を真似ていたが，最近ではしなくなった。公園に行っても，砂いじりや水遊びばかりしている。

　初診時，表情は硬く，診察室の中を動き回っている。母に抱かれようとして接近するが，いざ抱かれると，のけぞって嫌がる。社交的で明るい印象を受ける母であるが，自分では過度にきれい好きな性格だという。

SSPにみられる母子関係の様相

　①母子2人での来所。母は子を抱えて入室。子は降ろされてもしばらくはじっと立ったままの姿勢で用心深げな表情を見せて周りを眺めている。そのあと母とスタッフが話しているそばで一人黙々とミニカーを扱ったりしているが，母のそばに自分から近寄ったり，相手を求めることはない。

　②母子2人になると途端に母は椅子に座ってまったく動かなくなり，遠くから子の様子を眺めているだけである。子の動きに合わせて声をかけることがまったくない。子は母の方に時折視線を送るが，それに応じた声かけは見られない。子はどことなく所在なげで，辺りを見渡して目についた玩具を手に取るが，それを積極的に手に取って扱うというよりも，少しの間だけ手にしてはすぐに他の物に気移りしてしまう。子が滑り台に登ろうとしてやや足取りが覚束なかったにもかかわらず，母は少し心配そうな表情を浮かべても，

子に対して声をかけることもないし，そばに寄って手を添えることもない．2人の間には息苦しくなるような緊張感が流れ，子は唐突に不快そうな奇声をあげる．

③STが入室すると，母は愛想良くにこやかに会釈しているが，その後は静かに座り続け，STも同じように黙って椅子に座っている．緊張した空気が流れている．子も相変わらず一人で遊んでいる．木琴を自分で叩き始めた時に，母の方を見ては相手をしてほしいような視線を送るが，それにも母はまったく応じることはない．

④母が退室する．子は母の退室にすぐに気づき，その様子をじっと見ているが，表情にはかすかな戸惑いと驚きが感じられる．しかし，母の後を追うことはない．母の姿が消えると，まもなく何事もなかったかのように遊びを再開する．ただし，うなり声を小さくあげ，不安と緊張が強いことをうかがわせる．まもなくうなり声も消え，ミニチュアの家を扱うことに集中しているように見える．STが遊びに加わろうとして家を手で扱うと，子はすぐにその手を払いのけて，拒否的態度を示し，一人で扱い続ける．顔つきを見ていると，拗ねているような膨れっ面である．90秒ほどすると，ドアの方をちらっと見ては母のことが気になる様子である．その後も時折ドアの方をちらっと見るが，表情は変わらない．母がいなくなったことに対して，心細くなっていることは確かだが，それを周囲の者に気付かれないようにしているふうに見える．

⑤STが退室して子は一人になってしまった（これはわれわれのミス）．STが出て行くのをじっと見つめているが，後を追うことはない．一人ぽっちになったが，一人で遊びを続けている．しかし，気になって仕方がないのか，ドアの方を時折じっと見つめている．しばらくして心細くなったのか，ドアに近づいてドアを開けようとする．ちょうどその時タイミングよく，母がドアを開けて入ってきた．子は驚いた様子を見せながらも，母が戻ってきたことがよほど嬉しかったのか，両足を小刻みに動かしながら小躍りしていたが，まもなく母から離れていく．すぐに滑り台をスロープの方から登って行き，

滑り始める。母が相手をし始めたため，子はうれしそうな声をあげながら，跳ねるようにして走って滑り台の方に行き，登っていく。味を占めたのか，幾度となく滑り台遊びを繰り返す。

⑥（再び母子分離を行うために母に退室を促す）母は小走りに部屋を出て行く。すると子は気付いて滑り台の上からじっと視線を母の方に向けていたが，すぐに滑り台を滑って後追いするようにしてドアの方に行き，ノブを手に取り泣き始める。次第に泣き声は強くなり，心底悲しそうな声を出して泣いている。

⑦（STは早めに入る）STは泣く子を抱っこしてやるが，まったくあやすことはできず，泣き止まない。本当に悲しそうな声である。

⑧母が入室すると，すぐに抱っこを要求。抱かれると不自然なほどすぐに泣き止む。母には身体を密着することなく，肌の密着を避けるように二の腕を母の胸との間に入れたままである。母にしがみつくことはなく，半ば顔を他方に向けながら，30秒もすると自分から離れていこうとする。母は膝の上に乗せて相手をしようとするが，子は母に背を向けて座っている。抱っこされたいように見えるが，はっきりしない。母は戸惑いを隠せない。子は欲求不満状態が続いていて，どうしたいのかわからず，ただ黙って抗議をしている様子。膨れっ面である。母は何か玩具に気を引かせようとするが，子は抱っこされたい様子で，母もそれに気づき，抱っこをする。しかし，子は取り立てて嬉しそうな様子も見せず，ただ無気力に腕をだらりと下げたままで抱かれている。自分から母にしがみつこうとする姿勢は見られない。

事例7のまとめ

母は子の動きに同調することがむずかしいのか，言葉をかけることも，手を差し伸べることもほとんどなく，遠くからただ黙って見ているだけである。子はそんな母に対してなお相手を求めるような表情を示すことはあっても，極力そのような気持ちは表に出さないようにしている。STの前では，相手をしようとして手を差し出すSTに対して背を向けるようにして拒絶的態度を取っている。子は自分の気持ちに応えてくれないとわかっても，心細い状

態にあっては母を求めて泣くが、母子再会では極めて淡白な反応を見せ強がっている。「拗ねている」のがよくわかる。

　母の他者に対する気遣いの反応と比較すると、子に対する距離を感じさせる対応は、違和感を抱かせるものがある。さらに、子の相手をしている様子を見ると、滑り台を降りようとする子の前にパンチング・ドールを立てて通せんぼをするようにして、子が滑り始めると途端にそれを上に持ち上げて肩すかしを食わせている。そこに母のなんらかの攻撃性を感じさせる。このような母の対応は子にとってなんらかの怖さを引き起こすものになるのではないかと危惧される。

事例8　1歳11ヶ月　男児

知的発達水準　軽度精神遅滞（DQ61）
主訴　目が合わない。周りのことを気にせずマイペースで遊ぶ。
発達歴　在胎39週、吸引分娩で出産。陣痛促進剤を使った。生下時体重は3,000グラム程度。頸座4ヶ月。始歩1歳1ヶ月。数ヶ月前からマイペースで遊ぶことが母は気になりだした。母を求めることがない。特に抱かれるのを嫌がり、一人で動き回る。こちらの働きかけに乗ってこない。水や砂、回転するものなどを好む。母はさほど心配していないが、父はとても心配していて、自宅から近い職場に移るほど育児に熱心である。最近両親は子への接し方を考えるようになったところ、視線がよく合うようになったし、同じようなことばかり繰り返すことも減った。知人の紹介で筆者の所に受診した。

SSPにみられる母子関係の様相
　①両親同伴での来所。子は部屋に入るなり、はしゃぎ回って活発に動き回っている。しばらくして車の乗り物に興味を示す。しかし、それに乗りたいというよりも、車の窓の模様に興味を引かれたようで、じっとそれを眺めている。しかし、それを見ていた父は、車に乗せてやろうとして子を抱きかかえて乗せる。少し動かしてやるが、子は楽しそうな反応を見せることなく、

自分から降りてしまう。そしてまもなく一人で不快そうな奇声を発する。父は積極的に子の相手をしているが，母は控えめで少し離れて眺めている。まもなく父に退室してもらい，SSPを開始。

②子はフープを一人で扱っているが，思うようにならずかんしゃくを起こす。そうかと思うと，すぐに車に引きつけられて，さかんに扱い始める。しかし，すぐに飽きて，今度はボールテントの中へ。そして再び，フープへ。何でも興味を持って扱っているように見えるが，気移りは激しい。母の方に目をやることはほとんどないし，母の助けも求めない。車を眺めているのを見て，母が「ぶーぶー」と声を掛けると，嬉しそうな反応を見せる。子は母から離れて一人で動き回っている。一人で感覚遊びに夢中になっている印象が強い。

③しかし，STが入ってからは母も知っているスタッフであったこともあって，雰囲気が打ち解けてきた。それを感じ取ったのか，子は母とSTの間に接近して，2人の手を一緒に自分からつないで，2人を近づけようとするなど，ご機嫌な様子である。子が滑り台をうまく滑ることができないと，母はそっと近づいてサポートしている。自然な対応を感じさせる。

④間もなく母が退室するが，それにはまったく無反応である。相変わらずふらふらとフープや滑り台に近寄っては遊んでいる。STに対しても母と同じように相手を求めることはない。

⑤母が入室して「〇〇くん」と声をかけると，それに気付いてうれしそうに小躍りするという反応をみせるが，母には近づかない。子が滑り台に登ろうとすると，母は適度に子の動きに合わせて介助をしているし，「よいしょ」とヴォーカル・マーカー(15)も自然に出ている。滑り台に自分ひとりで登ろうとして，うまくいかないと，母に近づいて助けを求め，母の手を引いて滑り台の方に来るように要求している。すぐに飽きて他の遊びに移る。そこでもトランポリンの表面を触るなど，感覚を楽しんでいる。

⑥母が退室して一人になる。母が出て行くのを見ていて，何が起こったのかわからない感じで見つめている。しばらく遊んでいるが，やはり母の不在

が気になり，ドアの方をしきりに眺めたり，近づいたり，様子をうかがう態度を見せている。次第に不安な様子が見られる。泣かないがドアを開けようと試みて，無理だとわかると，（2分ほどしてから）少しずつ絞り出すように泣き始め，次第にエスカレートしていく。

⑦STが入ってきてそっと相手をしているが，泣き止まない。STから離れて動き回り，泣き続ける。STがなだめようとすると，抵抗するようにして逃げ回っている。時折玩具を扱い始めて泣き止むが，再び思い出したように泣き始める。STがなだめればなだめるほど激しく泣き続ける。

⑧母が入ってきてあやそうとしても子は激しく泣き続けて，怒りのアピール。しかし，30～40秒すると泣きは治まり始める。母はさかんに「ごめん，ごめん」と子に謝っている。子は母に抱っこをまったく要求しない。母にそっぽを向いて怒りをアピールしている。母は子の機嫌をとろうとして，「いい子，いい子」となだめているが，そばには寄れず離れたままである。しかし，2分半もすると，一人で好きな車を眺めて，機嫌を取り戻して，一人にっこりするまでになる。

事例8のまとめ

母の子への対応には不自然な距離感や冷たさはない。子の動きに応じた対応が見られ，楽しい雰囲気を作ることもできている。しかし，子はなぜか母を無視するようにして活発に動き回っている。しかし，母がいなくなって一人ぼっちになると，それまで抑えていた心細さが次第に込み上げてくる様子がわかる。そして再会になると，子は激しい怒りを表出しながら泣いて訴えている。これに対して母も悪かったという気持ちが感じられ，母子間で相互

---

(15) ヴォーカル・マーカー（vocal marker）は，子どもが現在行っていることに相手である親が間髪を入れずに抑揚のある声を掛けることによって，子どもが今行っていることに注釈を加える言語行動をさし，親のこうした行為は，対象物を前に子どもが夢中になって経験しているその面白い一瞬を際立たせる働きをし，親子のコミュニケーション維持と促進において重要な役割を果たしている（Newson, 1978）。子どもの遊びの動きに合わせたかけ声などがそれに当たるが，ここで重要な役割を果たしている知覚様態こそ原初的知覚の特徴を示している。

に気持ちが通じ合う感じを思わせるところがある。「拗ねている」印象が強い子である。

2　1歳台にみられる「甘え」にまつわる母子関係の様相

(1)　関係からみた甘えのアンビヴァレンス

　1歳台の8例にみられた子どもの母親に対する「甘え」のありようをみていくと，子どもの行動の端々に甘えたい気持ちが働いていることを容易に感じ取ることができるが，なぜか母親に直接「甘え」を示すことには強いためらいを示し，回避的反応を起こしている。

　これまでの研究では，乳幼児期早期にみられる自閉症スペクトラムの子どもたちの特徴として，母親をなんらかの形で避ける行動は取り上げられてきたが，それは母親によって語られた子どもの姿であって，その場の文脈と切り離して，子どもの行動のみに焦点化した描写である。

　ここで明らかになった重要な知見の一つは，この時期の子どもたちは単に対人回避的行動を取っているのではなく，母親と離れた所では彼らにも母親を求める気持ちが強く働いていることが，SSPで母子分離によって一人になった際の反応によって明確に示されているということである。

　このような心理はわれわれ日本人にとっては「甘え」として馴染み深いものである。つまり，彼らは単純に母親を避けているのではなく，相手をしてもらいたい（甘えたい）気持ちを抱きながらも，いざ母親を前にすると思わず回避的反応を取ってしまうところに，彼らの母親に対する関係のありようの最大の特徴があるということである。このような子どもの母親に対して向ける気持ちのありようを筆者は「甘えたくても甘えられない」状態として描き出し，これまで「甘えのアンビヴァレンス」と表現してきた（小林，2010）。

　このことについて，最近，滝川（2012）より以下の指摘を受けた。すなわち，従来の（定義に沿った）アンビヴァレンスが「同じ対象に対して同時に相反した感情や意志や認識が生じるという個体の内的な心理機制」を意味しているの

に比して，筆者が取り上げた「アンビヴァレンス」はそれとは異なり，母子双方が離れていると，繋がり合いたい（甘えたい）欲求が高まるが，相対していると母親に対して回避的になるという母子関係の特有なあり方を意味したものとして用いていることの相違についてである。この指摘を受けて，筆者は従来のアンビヴァレンスを「個からみたアンビヴァレンス」とすると，筆者のそれは**「関係からみたアンビヴァレンス」**として相対化して捉えることができ，両者を区別する必要性を考えるようになった（小林，2012）。

ただここで一つ問題としなければならないのは，「関係からみたアンビヴァレンス」と「個からみたアンビヴァレンス」が相互にどのような関係にあるかということである。

本来，個にみられる様々な心理的特徴（病理的なものかどうかにかかわらず）は，すべからく個の中から自生的に生起してきたものではなく，生誕後不断の対人交流を通して次第に個に内在化し，その結果，個の心理的特徴として我々の目に捉えられたものである。このように考えると，筆者が捉えた「関係からみたアンビヴァレンス」は，「個からみたアンビヴァレンス」へと収斂していく過渡的段階のアンビヴァレンスのありようを示しているのではないか。つまり筆者の主張する「関係からみたアンビヴァレンス」（以下「アンビヴァレンス」と略す）は，従来のアンビヴァレンスの原初段階での姿を示しているのではないかということである。

このことは，単にアンビヴァレンスに限ったことではなく，あらゆる精神病理現象が「関係」の中から次第に「個」へと収斂した結果，析出してくると考えられるわけで，その意味で MIU での関係発達臨床によって得られる知見は，これまで「個」の特徴として描き出された精神病理現象を，「関係」の視点つまりは原初段階での発生的観点から脱構築する道を切り開く可能性を秘めているのではないかということである。

（2）「アンビヴァレンス」の具体的な表現型

先に述べた「アンビヴァレンス」が実際の SSP の場面においてどのような

形で子どもに表現されているのか、具体的に述べる。

①心細さや「甘え」を相手に直接向けることができない

そもそも「自閉症」という疾病概念が誕生したのは、子どもたちの対人的構えに「自閉的」なものを感じ取り、それをカナーは「情緒的接触の自閉性障碍（autistic disturbances of affective contact）」（Kanner, 1943）と命名したことに端を発している。彼らはけっして常に「自閉的」ではないが、その対人的構えにおいて情緒的な触れ合いを回避するという特徴があるところに着眼したのがカナーである。

その後、一時的にはラターの言語認知障碍仮説がコペルニクス的転回（中根, 1978）などともてはやされた時期もあったが、今では自閉症の基本的問題は社会性の発達の問題であるとのコンセンサスが得られつつある。

しかし、これまで「自閉症」は常に「個」から捉えられてきたために、社会性あるいはコミュニケーションの内実を捉え損なってきたと言えるのではないか。コミュニケーションの問題を発達的観点に立ちながら「関係」の視点から検討していくことによって、その限界を乗り越えることができるのではないか。

その意味で今回 SSP を通して捉えた母子関係の様相から浮かび上がってきたのは、自閉症スペクトラムの子どもたちは、自分の「甘え」欲求のみならず、生理的な欲求や不安を母親に直接的に表出する行動を取ることに大きな困難を抱えていることである。自分の気持ちを他者に向けることに強いためらいが起こる。しかし、実際にはそのような欲求は消えることなく生き続けるため、子どもの内面では強い葛藤が起こる。彼らの対人的構えの最大の特徴はこのような性質のものだということである。

このような特徴は 0 歳台後半から母親との関係の中に見て取ることができる。つまり、本来「甘え」が顕在化してくる生後 6、7ヶ月頃から「アンビヴァレンス」が生起してくるといえる。しかし、生後 4ヶ月の事例 A（43頁）で示されているように、「アンビヴァレンス」が顕在化する以前に明瞭な視線回避が認められていること、さらには発達歴から聴取されたように、乳児期早期から激しい泣きが認められることなどから、すでにこの頃からこのような反応をも

たらす何らかの要因が作用していることが推測されるのである。

　ついで，ここでぜひとも強調しておきたいことは，彼らが自分の気持ちを他者に向けることができないとはいえ，それはとりわけ母親に対して特に強いことである。それはなぜかといえば，子どもが母親に強い「甘え」を抱いているがためである。それを母親に対して直接表出することができない。なぜなら「甘え」を出すことによって母親自身がどう応じるか，そのことへの恐れが強いためである。それは一つには母親からの関わりが子にとって侵入的に映り，その侵襲性による傷つきの恐れがあるからではないかと思われるのである。

　このように説明すると，必ず反応として返ってくることが予想されるのは，母親の関わりが侵襲的だという根拠は何か，そんなことがなぜ言えるのか，それは母原病の再来ではないかという反論である。これはある意味では極めて当然なものだと思う。

　ここで重要な鍵を握るのは，刺戟を知覚する際に，われわれは同じような刺戟を恒常的に一定したものとして感じ取っているわけではないということである。情動のありよう，つまりは気持ちが安定しているか，あるいは強い不安状態にあるかによって，同じような刺戟であってもその感じ方は極端なほどに異なってくるということである(16)。このことを念頭に置くと，「甘え」によって育まれるアタッチメント関係が成立していない子どもたちにとって，身近な母親であっても安心して甘えられる存在ではないため，常に警戒的になり，その関わりを侵入的に感じ取ってしまうことになる。

　そのことはSSPにおいて明確に示されている。つまり，母親の前ではことさら自分を出さない姿勢を見せながらも一般他者（ストレンジャー）の前では比較的素直に自分を出すことを目にすることは少なくないからである。このことは治療を考える上で極めて重要な示唆を与えてくれる。つまり彼らは常に「甘え」という欲求を内在的に抱いていることが彼らの母親に対する言動の背

---

(16) ここで取り上げている知覚のありようは，原初的知覚の働きに依っている。筆者が原初的知覚の働きを母子関係の様相を理解する上で重視しているのはそのためである。脚注3（8頁）を参照のこと。

後に働いているのだ。このような対人欲求を抱いていることは，治療の可能性を考える上で非常に勇気づけられる。子どもたちは他者との関わりを求めているという欲求が常に潜んでいることを念頭に置きながら彼らに対する治療や支援の手立てを考えていくことが必要だということである。

②母親の顔色をうかがう——「変態的な依頼関係」（土居）

「甘え」は相手があって初めて可能になることを考えると，「甘える」というこころの動きは，相手である母親が自分の「甘え」に対してどのように応じてくれるか，その出方に大きく左右されることになる。子どもに「甘え」をめぐってデリケートなこころの動きが認められるのは，そのためである。理由はいろいろと考えられるにしろ，母親が「いま，ここで」の子どもの「甘え」を感じ受け止めることができない時，子どもは母親の顔色をうかがいながら，自分の「甘え」を出すべきか否かを考えざるを得ない。その結果，「甘えたくても甘えられない」こころとしての「アンビヴァレンス」が顕著に現われることになる。この点について，「甘え」理論の提唱者である土居（1958）は，「甘えたくても甘えられない」状態に長く置かれた時，そこに次のような関係が生まれるという。

「乳幼児期に母親との間で甘えられない時，甘えたい心はけっして消えることなく，持続するものであるが，そこでは，甘えた場合とは違う別種の依頼関係が成立する…（中略）…。…（中略）…甘えられないのであるから，依頼心は満足されていないが，しかし満足を求めるこころは持続しているために，相手方の出方に自分の感情が鋭敏になり，結局は自分の気持ちが相手によって左右される」（土居，1958，781頁）ようになる。こうして生まれた母子関係のありようを「変態的な依頼関係」と称している。このように「甘え」の視点は必ず「関係」を問題とせずにはおれなくなる。このことは，「甘え」の問題を考えていく上での重要な指摘で，まさに正鵠を射ていると思う。

③母親に対して回避的態度を取る——「拗ねる」

0歳台でもよく認められているが，1歳台においても非常によく目にするのは，母親に対して背を向け，ことさら無視するような態度をとっていることで

ある。

　従来このような子どもの行動特徴は「一人遊びを好む」「呼びかけても反応がない」などとして，自閉症スペクトラムの特徴の一つとして取り上げられることが多いが，SSP での母子関係の様相を「甘え」の視点を通してみることによって初めて「拗ねる」行動として浮かび上がってくる。このような行動をわれわれはなぜ「拗ねる」という屈折した「甘え」の行動として捉えることができたかといえば，SSP 全体の流れの中で，子どものこころの動きに焦点を当てたことに依っている。具体的にいえば，一人遊びに夢中になっているように見えた子どもが，母親の退室をすぐに察知して母親の後追いをするといった反応を示していることから，子どもがいかに母親の動きに敏感になっているかをうかがい知ることができるのである。

　④「悲しみ」や「怒り」が抑制されやすい

　母親から離されるという心細い状況に置かれた際に，通常認められる反応は，「泣き叫び」と強い「怒り」のこもった「抗議（protest）」（Bowlby, 1979）である。心細くなった時に激しく泣いて母親を求めるのは，心細さゆえであるが，同時にこのようなつらい状況に自分を置いたことに対する強い怒りが母親に向けられるものである。

　しかし，これまでみてきた 1 歳台の子どもたちが SSP で示した母子分離に対する反応には，このような「泣き叫び」や「怒り」が通常予想されるほど激しいものではなく，多くの場合，抑制されがちで，観察者の立場からは，すぐに母親に戻ってもらわないと大変だという危機感を引き起こすほど激しく強いものではないことが大きな特徴である。

　「怒り」を正面切って激しく表わすためには，それを受け止めてくれる存在が不可欠である。さらには，心細い状況に置かれた自分に心地良い状態をもたらしてくれる人が存在するという自信と信頼が必要である。

　しかし，「甘えたくても甘えられない」状態に置かれている子どもたちからみれば，怒りを受け止めてくれる存在に欠け，自信や信頼をもたらしてくれる体験が乏しい。

ここで断っておかなくてはならないのは，他者の目にはそのように思えない母親であっても，「甘えたくても甘えられない」子どもたちにとってはそのように体験されているということである。「甘え」を母親に直接的に表出することの難しい彼らにとっては，「怒り」をぶつけることもそれと同様に困難になる。そのことが事例1から7までの7例において認められる。
　ただここで注目する必要があるのは，SSPの⑥の場面で最初は「泣き叫び」と「怒り」の表出も弱々しかった子どもたちも次第に耐えられなくなるとその表出も強まることが確認されていることである。治療的観点から見ると，このことは非常に重要な意味を持つ。ここで強く表出された悲しみや怒りが母親によってしっかりと受け止められるという体験を持つことができれば，彼らも悲しみや怒りを表出することを抑制する傾向は減じることが期待されるとともに，「甘え」をも直接的に表出することも期待されるのである。
　しかし，1歳台の子どもたちの大半は，母子分離によって強い悲しみや怒りを表出するようになっても，いざ母親と再会すると，それまで表出していた悲しみや怒りを途端に抑え込んでしまい，まるで何事もなかったかのような態度を取るように急変しているのだ。そのため母親の目には，自分が不在であっても子どもたちはさほど寂しい思いをしていないのではないかと思えてくる。子どもたちは自分をさほど必要としないのだと母親が思うのも不思議なことではないのである。なぜなら母親不在の時に子どもたちがどのような状態にあるかを母親は確かめることができないため，目の前で子どもたちが自分をさほど必要としていないのであれば，母親としての存在を実感することが難しくなるからである。母親が親として成長していく道がここで閉ざされることにもなりうるということである。
　そのように考えると，筆者がMIUでSSPの記録ビデオを両親に見せ，子どもたちが一人ぼっちになった際にいかに強い不安と悲しみを示しているかを実感してもらっていたことは，重要な意味を持つことがわかってくる。自分のいないところで子どもはこれほどまでに自分を必要としているのだということを母親が実感できれば，抑制された子どもたちの「悲しみ」や「怒り」の受け止

め方も変わってくるとともに，子どもたちの表出もより直接的なものへと変化していくことが期待されるからである。

　その意味で事例8はわれわれに重要な知見を与えてくれる。子どもは珍しく激しい「怒り」を表出し，母親も再会場面で思わず子どもに「ごめんなさい」と謝りながら子どもの「怒り」をしっかりと受け止めることを可能にしているからである。

　したがって，子どもたちの控えめな分離不安の表出の背後に，強い「悲しみ」や「怒り」を母親が感じ取り，それを受け止めることができれば，母子関係の悪循環を断ち切ることが可能になり，その結果，「甘え」の表出も容易になることが期待されるのである。

⑤子どもの情動調整の問題

　一般に，子どもが心細い状況に置かれたならば，強い不安や怒りを表出するとともに，それをしっかりと養育者に受け止めてもらうことによって，不安や怒りという不快な情動（negative emotion）は次第に穏やかになり，ついには心地よい快の情動（positive emotion）へと変容していく。情動はこのような変容過程を経ることによって初めて情動として十全の機能が発揮されていくようになる。

　しかし，今回提示した1歳台の事例のように，母親不在の時に，激しい「悲しみ」や「怒り」を表出したとしても，母親再会によって急速に抑制されてしまえば，先ほどまで興奮していた情動が急速に冷めてしまうことになる。このような急激な変化が情動機能そのものにどのような影響を及ぼすかを考えることは極めて重要なことである。

　もしもそのような体験が日常化していったならば，情動調整機能の発達において深刻な問題が起きることは容易に想像できる。それは情動調整の機能不全をもたらすことになる。情動は単に感情機能のみならず，記憶，愛着，対人関係など，広範な精神機能の発達に深く関係していることを思うと，このような情動制御の問題が乳幼児期早期に恒常的に体験されていることは，極めて深刻な事態だと考えなければならない（Schore, 2003a, 2003b）。

1歳台の事例の多くで，母親不在に際して程度の差はあれ不安と緊張を表出するようになっているが，母親との再会によって極めて不自然な形で唐突に泣き止み，まるで何事も無かったかのような反応を示していることには注目する必要がある。

　非常に心細い状態に置かれたことによって，強い情動興奮が生じたにもかかわらず，突然のようにしてその興奮が治まっている。通常であれば，激しく泣いた子どもは母親との再会によってもすぐには泣き止まず，徐々にその泣きが穏やかになり，ついには不快な情動から快の情動へと移行していくまでの過程そのものが母子双方の関係の深まりに大きく関係しているものであるし，そのことがその後の情動機能が円滑に営まれるためにはぜひとも必要な体験である。

　発達障碍や虐待関連の臨床において最も対処に苦労するのは，この情動面が深く絡んだ問題（パニックなど）である。そのことを考えると，この1歳台に認められる情動面の問題は彼らの生涯発達において甚だ重要な意味を持っていることが示唆されるのである。

（3） 母子関係の様相

①子どもの「アンビヴァレンス」を母親がどのように受け止めているか

　本節の冒頭でも述べたように，「甘え」は相手があって初めて享受できることから，「甘え」を論じるためには「関係」の視点が必須となる。子どもの「甘え」を母親がいかに感じ取りどう応じるか，そこに子どもの「甘え」にまつわるこころの動きのナイーブさが反映され，母子の関わり合いは複雑な様相を呈するようになる。その意味で母親が子どもの「甘え」にどのように対応しているのかを見ていくことは，その関係理解において不可欠な視点である。

　1歳台8例にみられる子どもの「甘え」に対する母親の関与のありようは，事例によって異なった様相を見せている。以下，いくつかの特徴を取り上げてみよう。

　第一に，強い不安や焦燥感をもつ母親の関与が子どもには侵入的に映るということである。事例1，2，4，6，8において，母親に強い困惑と不安焦燥

感が認められるのは極めて当然のことであるが，そうした母親の醸し出す情動のありようが子どもにとっては侵入的あるいは不快に感じられ，そのことが子どもの回避的行動を誘発していることは注目に値する。

　第二に，「甘え」に対する否定的な母親の思いが子どもの「甘え」を受け止めがたくすることがあるということである。事例3のうつ状態にある母親においては，子どもの「甘え」を受け止めることに対するつらさをはっきりと感じ取ることができる。

　さらには，事例4では，主たる養育者が祖母であることもあって，母親は子どもの気持ちを計りかねているが，子どもも母親に対して自分の要求（甘え）を表に出すことに強いためらいを示している。そのため母子双方ともぎこちない関わりを繰り広げていることがわかる。

　事例7では，一見社交的に見えながらも，子どもの要求に対してはなぜか距離をとった対応をしている。

　こうしてみていくと，母親が現実の子どもについて強い不安に襲われ，子どもにぎこちない対応をしてしまうことは，当然のこととして理解することができる。さらには，なぜか子どもの気持ちを感じ取り，それに応じることが困難な母親もいるのである。それがどのような背景をもつものなのかについては，治療の中で慎重に取り扱っていかなければならないが，ここで重要なことは，子どもの現在の状態が母親の関与のあり方とは無関係であると，教条的に決めてかかることがないようにしなければならないということである。たとえば，母親のうつ状態について治療的な対応を必要とすることもあるであろうし，時には「甘え」に対して母親自身が否定的な価値観を抱いている可能性もあるのだ。まずは母子関係の様相そのものを丁寧に観察し，そこで子どもの「甘え」をめぐって母子双方がどのような関わり合いをしているか，先入観を排して丁寧に観察し理解していくという姿勢が大切である。

　ただ，ここで強調しておきたいことは，子どもの「甘え」にまつわる行動が母親の出方によって大きく規定される側面があることと同時に，子どもの反応がその後の母親の子どもへの関わりを規定していくことも考えられることであ

る。つまりは，母子双方の関わり合いの特徴は，相互に相手の出方に影響されながら変容していくという視点を持つことが重要だということである。筆者が「関係」を見ることの重要性を主張しているのはそのような理由に依っている。

②母子関係のズレはどのような内実を孕んでいるか

自閉症スペクトラムにおける母子関係の問題はけっして子どもの自己表現能力の障碍（disability）といった「個」の能力障碍という一方的なものではないことがこの1歳台の母子関係の観察から見えてくる。それは何かと言えば，ここに描き出されている関係の問題は，言葉を用いたコミュニケーション次元の問題ではなく，「甘え」という情動次元のコミュニケーションの問題だということである。母親が子どもの「甘え」をいかに受け止めるか，受け止める側のこころのありようがここでは深く関与しているのだ。

事例4では，母親が子どもの要求するものが何かを懸命になって探り応じようとしているが，一向に両者の間で一致を見ていない。そこで何が起こっているかを詳細に検討してみると，いくつかの複雑な要因が絡んでいることがわかる。

子どもは一見すると遠くの何かを欲しそうにして腕を突き出しているようにみえるが，その仕草を丁寧に見ていくと，人差し指を欲しいものの方に指し示すという本来の指差し行動とは異なった仕草であることに気付かされる。指先をすべて伸ばして，腕全体を前に突き出している。おまけに，母親が理解できずに困惑していると，さらに強く主張することなく，その腕を母親の肩に回すようにして近づけている。母親に抱きつきたい，しかし，それが思うようにできない，そのためさりげなく母親の方にそっと腕を回す仕草をしているのだ。ためらいながら，ぎこちない形で。しかし，母親は自分の欲求（甘え）に応えてくれない。そのため，自分の方に注目してもらいたくて，なんとなく遠くのものを欲しそうな仕草をしているのではないか。

子どものこのような行動の背景には，直接的に「甘え」を表に出すことをためらい，何か物を欲しそうに要求することで，母親の自分への関心を引き寄せ，あわよくば母親に抱っこされることを願っている，そのような思いを感じ取る

ことができるのではないか。

　しかし，母親はそのことに気付かず，子どもは何を欲しがっているのか，ただそれだけに懸命になって応えようとしているのだ。さらに驚かされるのは，母親は子どもの抱きつこうとする仕草に対して，それとなく応じようとする態度を示しながらも，まるで腫れ物に触るようにして恐る恐る両腕で子どもを抱こうとしている。そして結局は抱きしめることなく，子どもを床におろしているのだ。ここにみられる母子双方の相手に対するおどおどとして遠慮がちな態度は，両者の関係そのもののデリケートな問題を示しているということができるのである。

　このように見ていくと，子どもは母親に何か特定の対象物を要求しているのではないことは明瞭である。抱きつきたい，でも母親がそれを受け止めてくれないのではないか。そうした思いがこのような仕草から見て取れるのだ。おそらくその背景には，日頃から祖母が実質的に代理養育者として機能し，母親とは夜だけ一緒に過ごすという関係があるのではないか。母親に対して強い遠慮やためらいがあってもなんら不思議はないのだ。

　事例1でとてもよく捉えることができるが，子どもと気持ちが通い合わない時，いきおい母親は子どもが遊ぼうとしているところに，つい自分がよかれと思う遊びに誘おうとすることが多い。そこで母親が誘う遊びは，いわば教条的な遊び方になりやすい。それは子どもが玩具に対してどのように関わろうとしているか，それを用いてどのように遊ぼうとしているのか，理解しがたいゆえの必然的な関わりである。しかし，それが子どもには自分の遊びに干渉されて妨げられたという体験をもたらすことになる。このような体験の蓄積により，子どもは母親に対して回避的にならざるをえなくなる。そこに負の循環を見て取ることができる。

　③複雑な母子コミュニケーションの問題──「二重拘束」的状況

　さらに母子コミュニケーションがいかにデリケートな問題を孕んでいるかを考えさせるのが事例3である。母親は子どもの「甘え」を受け止めることに対していかにもつらそうにしているが，それとともに重要だと思われるのは，抱

きつく子どもに対してなんとか玩具に注目させて遊ばせようとし，遊び始めた子どもに対して今度は「壊したら駄目よ」と注意して子どもの遊びごころを制するような働きかけをしているという矛盾した対応である。壊れて困るような玩具も無ければ，壊れやすい物があるわけでもないのに，母親は子どもを玩具に誘っておきながら，いざ子どもが遊びだすと注意をして制するような対応をしている。このような母子コミュニケーションの様相は，ベイトソン（Bateson, 1972）の「二重拘束（double bind）」を思い起こさせるが，それほどまでに顕著な対応ではないとしても，母親の子どもに対する関与には，子ども自身が遊びたいという思いよりも甘えたい思いが強い時に，母親は遊びに誘い，さらには遊び始めると遊びを制するという矛盾した働きかけを見て取ることができる。このような母親の働きかけは子どもの「アンビヴァレンス」をより一層強め，情緒的な混乱をもたらすことになるのは容易に想像できよう。

第4章
2歳台の子どもの母子関係

1　SSPからみた母子関係の様相

　これまで1歳台の子ども8例を通して、子どもと母親との関係のありようを検討してきたが、そこで明らかになった母子関係の様相の中核にある問題は、「子どもは母親から離れて心細い思いをすると、母親を求めて『甘え』を示すが、いざ母親と密着しそうになると思わず回避的になり、まるで『甘え』を求めていないかのような態度を取る」ため、いつまでも母子関係は望ましいものにならないということである。すべての事例においてこのような独特な母子関係のありようを確認することができた。
　このような母子関係を筆者は「関係からみた甘えのアンビヴァレンス」(以下「アンビヴァレンス」)と称してきたが、それはわかりやすく言えば、子どもが母親に対して「甘えたくても甘えられない」心理状態にあるということである。
　1歳台の子どもたちを通覧すると、この「アンビヴァレンス」は誰の目にも明らかなかたちで、全身の動きで表現されているが、2歳台になると、その様相は劇的に変化していく。「アンビヴァレンス」が母子関係の中で先のようなわかりやすい関係のありようとして表現されることが減少し、次第に屈折した「甘え」の言動となって表現されるようになるということである。
　それはなぜか。「アンビヴァレンス」そのものを体感することは、子ども自身にとって非常に強い不安と緊張をもたらす。このような心的状態に長期間お

のれの身を晒すことは，心身を激しく消耗させ，時には精神的な破綻をもたらすことになる。よって，子どもなりに少しでも不安と緊張を軽減すべく何らかの手立てを講じて対処を図ろうと試みる。その結果が，2歳台の母子関係のありようによく示されている。

1歳台では子どもたちの「アンビヴァレンス」ゆえの「もだえ」がとてもわかりやすい形で表現されているが，2歳を過ぎるとその「もだえ」が次第に見えづらくなり，それに代わって不安や緊張を彼らなりに処理しようとする「もがき」としての行動が前景に浮かび上がってくる。子どもは「甘えたくても甘えられない」気持ちを，相手である母親に極力気付かれないように振舞うようになるということである。

1歳台の子どもたちの母親との関係のありようを具体的に観察したことのない人たちにとって，このような「もだえ」が彼らに起きていることなど想像できないかもしれない。なぜなら，臨床家の多くが直接出会う3歳台あるいはそれ以後の子どもたちは，「アンビヴァレンス」で示された気持ちの揺れとそれによってもたらされる不安や緊張を，自分なりの方法で軽減すべく試みるため，誰の目にもわかるような形では「アンビヴァレンス」による「もだえ」が表現されがたくなるからである。それに代わって表に現われやすくなるのは極力不安や緊張を和らげようとする「もがき」である。われわれが，臨床の場で目にすることが多いのはそうした対処行動である。

日頃われわれが用いているような不安や緊張への対処行動を，すでに2歳台の子どもたちが自分なりのやり方で身につけているということである。このことは最近になって滝川（2013）も取り上げているが，これまでほとんど取り上げられることはなかったのではないか。

本研究はこのことを実際の乳幼児を対象に詳細に検討したものである。その点から考えると，今回得られた結果はわれわれ臨床家や研究者にとって衝撃的な内容ではないかと思う。以下2歳台の子どもたちが示した対処行動の数々を具体的にみていくことにしよう。

(1) 回避的行動が進展したもの

　従来，「自閉的（行動）」として記載されてきた回避的行動に対して，1歳台における特徴として「自分の気持ちを他者に向けることができない」ことを取り上げたが，この回避的傾向は一層顕著になるとともに，行動はさらに複雑な様相を呈するようになる。

① 「怒り」を直接相手に向けることができない

❖事例13　2歳3ヶ月　男児

知的発達水準　境界域精神遅滞（DQ80）
主訴　言葉の遅れ，いじけやすい。
発達歴　満期正常分娩。頸座6ヶ月。始歩1歳2ヶ月。発語2歳1ヶ月。つい最近になって「アンパン（マン）」「ジージー（祖父）」程度の発語。乳児期，よく眠っていてぐずることのない子だったので，手がかからなかった。しかし，1歳を過ぎると，自分の意思表示はさかんになり，身振り，手振りでいろいろと要求するようになった。目を離すとどこに行くかわからないほど落ち着きがなくなった。注意されても大声で叫ぶ。わざとらしい発声で，制止することができない。レストランなどで外食をする時にも，静かにしなさいということさら大声を出すほどで大変だという。母に甘えたい様子だが，すぐにいじけてしまう。機械，ビデオデッキなどの操作が器用で，自分でビデオデッキをうまく扱い，一人でビデオに熱中する。新幹線などの乗り物が大好きである。
　1歳6ヶ月年下の弟も筆者の診察で，この半年後に広汎性発達障碍（PDD）の診断を受けている。

SSPにみられる母子関係の様相
　①母子2人での来所。子は母が靴を脱いで靴箱に入れるまで母から離れず，一人で部屋に入って行こうとはしない。母に抱きかかえられるようにしてやっと入室。筆者が迎えて挨拶をすると，恥ずかしそうに母の背中に隠れるようにしてソファに座っている。しかし，筆者が席を立ち，母子2人でしばら

く自由に過ごすように指示すると，子は途端に自由に動き始める。いろいろと玩具を扱い始めるが，子は母の方を見ては相手をしてほしそうな表情を浮かべている。しかし，母は子に付き合って動くことはなく，控えめで，掛ける声も小さい。楽しそうな雰囲気は生まれない。

②子は最初からずっとミニカーを両手に持ちながら動いている。滑り台に登る時も手から離さない。母から離れて一人で遊びながら，時折，母の方に視線を送り，何かを伝えたそうにしているが，それ以上に積極的に自己主張したり母を引き込んで遊ぼうとはしない。

③STが入ってきて母と話し始めると，その様子を遠くにあるトランポリンの上に乗ってじっと見ているが，自分から声を掛けて相手を求める様子はない。

④母が退室してもすぐには反応しないが，まもなく手でドアの方を指して，STに向かって悲しそうな声を出しながら訴え始める。声は悲しそうだが，あまりこちらに訴えかける強さはない。それでもドアに近づき，開けてくれと要求し続ける。STを見ながら訴えは断続的に続く。

⑤子がドアのそばにいる時に，母が戻ってくる。子は寂しそうな声を出しながら両手を挙げて母に抱っこを要求するが，母は抱き寄せることなく，子の手を引いて部屋に入り，椅子に座る。子はぐずった声を出し，相手をしてほしそうにしているが，母はそれに応じようとしない。ボールを手に持ち，母の方を見ながら他の方に投げるが，母は一向にそれにも乗ってこない。子は何かはっきりした遊びを一緒にしたいわけではなく，ただ自分の相手をしてほしいように見える。しかし，母は積極的に相手をしようとしない。母のそばにある椅子の上に玩具を置いたりもするが，母はそれにも応じない。けっして冷ややかな対応ではないが，母の方から自然なかたちで子に働きかけることがない。子はシーソーの上に乗ると揺れだしたため，怖くなって母を求める。すると母は寄って行って手を添えて下ろしてやる。しかし，それ以上には相手をしない。

⑥滑り台の上から母が退室する様子をじっと見ていて，母が出て行くとす

第4章　2歳台の子どもの母子関係

ぐに泣き始める。今度はかなり強い泣き方である。ただ，自分からドアの方まで寄って行くことはできず，立ちすくんで泣いているばかりである。泣き方は次第に弱々しくなっていく。諦めたのか，一人でシーソーに乗ってみる。でもやはり悲しさが込み上げてくる。2分すぎてドアの近くまで寄って行くが，それ以上実力行使には出ない。滑り台を降りて，壁との狭い隙間をわざわざ通り抜けてシーソーの方に近づき，乗ろうとするが，悲しくなって泣き始める。少しおさまって再び乗ろうとするが，寂しいのか，ドアの近くに行く。しかし，ドアのノブをすぐには手にすることなく，他のことで気を紛らわせようとする。それでも気がおさまらず，再びドアに近づき，ノブを手にする。

⑦ドアのノブを手に取っている時にSTが入室。ずっと悲しそうな声を出してドアを開けてくれと訴え続ける。STがまったく応じてくれないのに腹を立てて，手に持っているミニカーを投げつけて怒りと悲しみを訴える。ついには母の鞄を手に取って外に出たいことを訴える。ドアの方に指差しまでして開けてくれと要求するまでになる。

⑧母が入室してくると，子は母の方に両手を差し出す。母はちょっと抱き上げてやるが，すぐに椅子に近寄って座り，子を下ろす。そして母はそれまで持っていたミニカーの方を指差して子にそれを持つように促している。子は自分の寂しさ，悲しさをおさめることができず，母に激しく泣いて訴え始める。どんどん泣き方は激しくなり，それまでの泣き方とは異なり，本気で自分の怒りを出している。母は相変わらずミニカーを取り上げて子に渡そうとするばかりである。母は子が何をしてほしいのかわからない様子で，抱き上げることはせず，口で説得するばかりである。そばにあるボールを見ては，ボール遊びを勧めているが，しばらくするとボールを片付けるように指示するほどである。最後まで母はずっと椅子に座り続けて口で指図をするだけである。子はますます激しく泣き続けるが，一向に母の態度は変わらない。

SSP終了後，筆者は入室して母にしっかりと抱きしめてやるようにと助言し，母がそれに応じると，子は抱かれてまもなくおとなしくなる。

事例13のまとめ

　子が遊び相手をしてほしいのは明らかなのだが，母は必要最低限の関わりしかしようとしない。子が求めれば少し相手をするが，それ以上には応じることなく，すぐに椅子に座ってしまう。母は子の欲求を感じ取れないのか，それともわかっていても応じようとしないのか定かではないが，あまりにも応じてくれないので，子は母に直接強く相手をしてほしいと自己主張することに強いためらいを示している。母の方もどこか苛立ちが見られ，ついには子を遊びに誘うことはしなくなり，玩具を片付けるように指示するほどである。

　子は母が不在になって心細くなっているにもかかわらず，最初は抑制的である。しかし母が不在になって一人ぼっちになると，不安と緊張に耐えられなくなり，次第に激しく泣いて母を求める直接的行動に出る。STが相手をしてもまったく鎮まる気配はなく，なだめればなだめるほどますます怒りを表出するようになる。そのような子の悲しみと怒りに対して母はしっかりと受け止めることができない。そのため子の怒りと悲しみはますますエスカレートしている。最後になって，筆者が母にしっかり抱っこをするように助言し，母に抱かれることでやっと子の気持ちはおさまっている。子の「怒り」の表出はとてもわかりやすく，当然のように思われるが，母は子の要求に応じることができない。

　SSP全体の流れからこの子の「怒り」を見ると，次第に激しい「怒り」の表出になっていくことは，とてもよく共感できるものである。それに比べて，母はあまりにも子どもに対して直接的に関与することが少なすぎる。いまだ乳児期の次男の世話も大変なのであろうが，その後に弟もPDDの診断を受けていることを考えると，母自身が過去にどのような被養育体験をもった人なのかを考慮に入れながら，理解を進めていく必要があると思われる。

【解説】

　1歳台ですでに示したように，「甘えたくても甘えられない」状態に置かれた子どもたちが最も起こしやすい反応は「怒り」である。心細くなった時に激

しく泣いて母親を求める際には，心細いゆえの不安が大きいが，それとともになぜこのようなつらい状態に自分を置くのか，その怒りを母親に向けるものである。しかし，「怒り」を正面切って激しく表出することができるのは，その背後に相手が自分を心地よいものにしてくれる存在だという思いがあればこそである。もしも母親に対してそうした思いがほとんどない場合には，直接的に「怒り」を母親に向けることはできない。「怒り」が表出されるためには，母親に対して信頼感が育まれていることが必要である。

本事例においてこのことが明瞭に示されている。大半の事例において，SSPで母親の退室によって一人ぼっちになった際に，不安と緊張が高まり激しい泣きと怒りを示していた子どもでも，いざ母親と再会する段になると，それまで表出していた不安や怒りを母親に直接向けることができず強い混乱に陥っているのだ。

なぜこれほどまでに「怒り」を母親に向けて表出することに戸惑いが生じるかと言えば，子どもにはそのことに対して強い罪悪感ないし恐れが生じるからではないかと思われる。そのため，子どもは自分の中に生じた「怒り」を抑え込もうとする気持ちが働くようになり，このような「怒り」の体験は近い将来「抑圧される」ことになっていくのではないか。[17]

したがって，子どもに示された「怒り」の背後に，寂しさや心細さを母親が感じ取り，受け止めることができれば，母子の関係は悪循環を生まず，「甘え」は充足されることによって，母子の関係は修復されていくことが期待されるのである。

たとえば，1歳台の事例8（75頁）では，母親との再会場面で「怒り」を母親に直接表わすことができず，母親に背を向け「拗ねる」ことによって間接的に示している。そのことを母親はすぐに感じ取って「ごめんね」と素直に謝っ

---

(17) 乳幼児期に子どもたちが「怒り」を表出することに強い罪悪感を抱くことを明瞭に示した事例を筆者はある母親から聞いたことがある。2歳6ヶ月の子どもが，台所仕事をしていて忙しそうにしている母親に近づき，エプロンを引きながら甘えたそうにしながらも，ごめんなさいとベビー・サインで自己表現していたというのである。

ている。このような母子関係であれば，その後母親が子どものそうした思いを感じ取りながら，応じていくことによって次第に子どもが「怒り」とともに「甘え」も直接母親に向かって表わすことに抵抗がなくなっていくことが期待される。なぜなら，子どもは自分の「怒り」や「甘え」を相手が受け止めてくれるか否か，常に顔色を伺いながら振舞っているからである。

②相手を無視する態度を取って「拗ねる」──「自閉的行動」

❖事例18　2歳8ヶ月　男児

知的発達水準　軽度精神遅滞（DQ62）

主訴　言葉の遅れがあり，自閉的であるので，どうしたらよいか指導を受けたい。

発達歴　本児の他に2歳上の兄と1歳7ヶ月下の弟がいる。胎生期，周産期ともに特記事項なし。満期正常分娩。生下時体重2,890グラム。乳児期の発達は順調のように思えた。抱っこもしやすく，視線も合っていた。言葉も1歳半まで「マンマ」「ワンワン」「ブーブー」などが出ていた。名前を呼ぶと「ハーイ」と返事もできていた。しかし，1歳半頃，2歳年上の兄の育児に手がかかるようになり，この子の育児にあまり手が回らなくなった。その頃より言葉が消失し，視線回避もみられるようになった。手をかけなくても一人でおとなしく遊んでいたので，手のかからない楽な子だと思い，ついついそれをいいことにして，兄にばかり手をかけていた。クレーン現象がある。2歳頃より，偏食が出現し，それまで食べることができた物を食べなくなった。特に野菜が嫌いになった。言葉は最近再び出るようになり，現在は動物，車，バス，電車，飛行機などの単語がいくつか言える。なんとなく「オカアサン」と言っているような時もあるが，まだはっきりとはしない。自分の名前も言えない。一人で遊ぶことが多く，ビデオを見たり，絵本を見たり，プラレールの上に電車を走らせたりしている。

SSPにみられる母子関係の様相

①母子2人での来所。子は母より先に入室。自分から気に入ったミニカー

を見つけて手に取り扱い始める。一人でソファにミニカーを並べて寝そべるようにして見つめている。少し動き始めたので，スタッフが付き合おうとすると，逃げるようにして動き回っている。スタッフが相手を止めると，一人で大きなボールを手に取って持ち上げるなど，遊びらしいことをやり始めるが，母が相手をしようとしてもまったく乗ってこない。再びソファにおいていたミニカーを寝転がるようにして眺めている。筆者が SSP の説明をしようと母に近づくと，子はすぐにソファから離れて行ってしまう。

②母はソファに座って，子の様子を遠くから眺めている。子は部屋の中を動き回りながら，さかんに何か一人言のような声を発しているが，奇声に近いこともあって，何を言っているのか意味不明である。動き回っているように見えるが，母の存在をいつも意識していて，時折母の方に視線を向けて，自分に関心を向けてほしそうな様子を示している。しかし，母に直接何かを要求するようなことはなく，近づいたり離れたりと微妙な距離を取っている。マイペースで一人勝手に動き回っているわけではないことがわかる。

③ ST が入ってくると，椅子に座っている母と ST のちょうど中間に立って 2 人の様子を見つめている。何かを要求するわけではないが，自分のことを注目してほしいことは伝わってくる。やはりここでも遠慮がちで，母のそばに寄って行ってはことさら母に背を向けながらミニカーを一人でいじっている。

④母が退室するのを子は黙って見ているが，姿が見えなくなると，途端に驚いたようにして泣き始める。ドアに向かって泣き続けている。ST がさかんになだめているが，まったく効果はない。かなり強い泣き方で，悲しみも伝わってくるが，半ば抑えているのか，直接ドアを開けようとする実力行使にはでない。ST の手を取ってドアを開けるように要求しながら，どうしてくれるか様子を見ているうちに泣き止んでいる。そんな時に母がドアをノックをして戻ってくる。

⑤母は泣いていた子に対して「ごめんね」と謝りながら入ってくるが，子は母から離れるようにしてソファに顔を埋めている。母はバッグからハンカ

チを取り出して，子の顔を拭いているが，それには抵抗しない。なされるがままおとなしくしていて，母に怒りを向けることはない。母から離れたり，そばに寄ったりしているが，母のそばに寄って行っても母に背を向けてミニカーをいじるなど，いつもどこか遠慮がちである。

⑥母が出て行くとすぐに気付くが，今度はまったく泣くことはない。何度かドアのノブを手に取って自分でドアを開けようとするが，できないことがわかると，諦めたのか，奇妙な発声をしたり一人言をつぶやいたりしながら，手洗い場をいじったりする。でもやはり母のことが気になるのか，時折ドアのそばに寄っていく。しかし，実力行使に出ることはなく，ミニカーを手に持ったまま，まるで何事もないかのように平静を装って振る舞っている。

⑦STが入室せず（われわれのミス）。

⑧母が戻ってきて「ごめんね。ひとりで遊んでいたの？」と優しく語りかけているが，子は特に抗議をすることもなく，遠慮がちに母のそばに寄って行き，母の手を取り，ソファに座るように促す。しかし，一緒に何かをしたいふうではなく，母から離れてトランポリンの上に乗るが，飛び跳ねるわけでもなく，すぐに母の元に戻り，先ほど母が涙を拭いたハンカチを自分で取って母のバッグの中に仕舞う。そして急にはしゃぐような声を挙げながら母の方をじっと見つめ，母に褒めてもらおうと自分から拍手をする。すると，母も一緒になって拍手をして褒めている。しかし，どこか母に対して遠慮がちで，次第に離れて行く。母の方をじっと見つめて，何かを要求したそうな感じがするが，はっきりとした要求はでない。ボールテントのそばに行っては母の方をじっと見つめているし，シーソーに乗ろうとして母の方をじっと見つめているが，母は子のそばに寄って行くことはない。母は遠くにあった玩具を子に指し示して興味を促すように声を掛けているだけである。

事例18のまとめ

一見すると，マイペースで動き回っている子のように見えるが，よくよく見ていくと，子は常に母の存在を意識しながら，部屋の中を動き回っていることがわかる。母から離れていても，時折母をじっと見つめているし，何度

も母のそばに寄っていく。しかし，母と直接何かをしたいという明確な振舞いは見せず，母に接近しても背を向けていることが多い。このような態度を見ていると，「拗ねている」ことがよくわかる。母に何かしてもらいたい，相手をしてもらいたい，そんな態度が動作の端々に感じられるが，母はそばに寄って相手をすることはなく，時に遠くの玩具に関心を促すように働きかけるのみである。相手をしてほしいという気持ちは伝わってくるが，自分の期待に母が応えてくれないこともわかっているのか，強く要求することはなく，遠慮がちな態度が印象的である。

　最初の母子分離ではかなり強く反応して泣いているが，それでも母との再会になると，途端に泣き止み，何事も無かったような態度を取っている。ついで2回目の母子分離ではまったく泣くことはなく，母との再会でも平然とした態度であったが，特に驚かされたのは，2回目の母子再会では，最初に母が顔を拭いてくれたハンカチを自分で取って母のバッグに仕舞い，母に拍手を要求するように自分から母の方を見ながら拍手をしていたことである。自分は泣かずに我慢した。だからハンカチは要らない。褒めてもらいたい。そんな気持ちを感じさせる振舞いである。母に注目してもらうには，褒めてもらうことが必要だとの思いから出た行動ではないかと思わせる反応である。母がいなくなった時の心細さを感じつつも，そのことを直接出すことには強いためらいが働いている。そこで母に褒めてもらう行動を取ることで，母に注目されたいとの思いが働いたゆえの行動ではなかろうかと思わせる内容である（143頁後述）。

　この事例では，「甘えたくても甘えられない」子どもが「拗ね」ながらも，なんとか母に注目されようとして，母に「褒めてもらうことをする」ようになっていることが見て取れる。いかに子どもたちが母の顔色をうかがいながら，彼らなりに懸命に対処しようとしているかをよく教えてくれる事例である。

❖事例19　2歳9ヶ月　男児

知的発達水準　軽度精神遅滞（DQ59）
主訴　自閉症と言われたので，治療を希望。
発達歴　胎生期，特記事項なし。周産期，吸引分娩にて出産。頸座3ヶ月，つかまり立ち8ヶ月，始歩1歳4ヶ月，始語1歳5ヶ月。当時は「にゃん，にゃん」「たーた（パパの意）」など，数語出ていた。現在は「あー」「うー」などの発声のみ。ミニカーや電車を一列に並べて遊ぶことが多い。窓の開け閉めを何度も繰り返す。くるくる回るものを好み，椅子を回して遊んだりしている。最近まで視線が合いづらかったが，少しずつ合うようになった。少しついてきたようにも感じている。母の手をもって要求することも増えてきた。しかし，一人遊びを好む。母は子のことで不安が強い。この子を出産したほぼ同時期に父方祖父が末期がんであることが判明し，介護に忙殺されるようになった。出産後，母子とも父方の実家で世話になるが，当時祖父の看病で家全体が大変な状態だった。母も不安定で非常に神経質になっていたという。

SSPにみられる母子関係の様相

①両親同伴での来所。両親が部屋に入る前に子は一人で入り，いろいろな玩具を見て興味津々といった様子で遊び始める。滑り台，ミニカーなどに興味を示すと，父はそばによって積極的に語りかけながら相手をしようとする。しかし，子は父から少し離れて一人で黙々とミニカーを床に頭をつけるようにして眺めている。父はさかんに遊び方まで口を挟むようにして相手をしている。子にしてみると，あまりにも干渉的，侵入的な印象を持つのではないかと感じられるほどである。それが証拠に子は時折嫌がるような声を出している。両親がそばで話し始めると，子はミニカーを手に取って大きな声を上げて相手を求めるような行動を見せている。まもなく父に退室してもらい，SSPを開始する。

②子は母から離れてミニカーに夢中になっているように見えるが，床に寝

そべって斜めから見ている様子からは母の存在を気にしていることが感じられる。時折「あー」と声を出すが，次第に苛立っているように響く。母が声を掛けるとそれに反応するようにして「あー」と声を発している時もある。

③STが入ってくると，一瞥して一人遊びに戻る。一人遊びが続き，次第に場の空気が緊張を帯びてくる。母は黙って見つめている。

④母が退室しても目立った反応はみられず，一人遊びを続けている。しかし，時折発する「あー」にSTが同調して同じように発声すると，子もそれに呼応するように発声する。そんなところをみると，子の発声は相手に対する何らかの意思表示の意味合いをもつのがわかる。しかし，ずっとSTに背を向けて一人遊びを続けている。

⑤母が戻ってきても目立った反応は見られない。母もどう相手をしてよいのかわからず戸惑っている。子は寝そべってミニカーを扱い続けているが，母が寄って行くと嫌がる様子はない。かといってはっきりわかるような言動をとることもない。自分でもどうしてよいかわからず，思うようにいかない。そんな苛立ちを子の発声に感じ取ることができる。

⑥母が退室するのを見て，心細くなり泣き声を出しながらすぐにドアの方に行って自力でドアを開けて母を誘っている。

⑦STが入って来ても子は落ち着かず，すぐにドアを開けて母を捜し始める。STがなんとか相手をしようとするが，思い出したように苛立ちを示す。

⑧母が入室してきたが，子は寄って行くことはなく，母がそばにいればよいのか，ふたたび床に寝そべって時折声を発しながらミニカーを扱っている。苛立った声を出して思うようにならない気持ちを表している。母はそばに寄って相手をしようとしているが，どう関われば良いか戸惑いが強い。

事例19のまとめ

子どもは一人遊びで過ごしていることが多いが，母に対してことさら背を向けているところに，母の存在をとても意識した振舞いであることが伝わってくる。母がいる時にはこのようにずっと「拗ねている」が，母が退室して一人ぼっちになると，すぐに反応して母を追いかけているところをみると，

やはり心細い気持ちになっていることがわかる。STがあやそうとしてもまったく効果はない。しかし，母が戻ってきても子は母にしがみつくことはない。もとの一人遊びにもどってしまうが，けっして子は母がただそばにいてくれればよいというのではない。「甘えたくても甘えられない」ため，他者に対してどう振舞ったらよいかわからず苛立っている気持ちが，一人遊びの際の子の声によく表れている。

このような苛立ちの声は，ややもすると奇声として片付けられかねないが，文脈の中で見ていくと，子は母に対して「拗ねている」ことが背景に流れていて，その欲求不満の現われとしての奇声であることが見えてくる。ここで大切だと思われるのは，子の一見意味不明な発声でも，その声がわれわれにどのように響いてくるかを感じ取ることである。その具合によって，不快な気持ちを表現しているのか，それとも快の気持ちを表現しているのか，われわれにも比較的容易に感じ分けることが可能になる。このように声のトーンが場面によってどのように変化するかを感じ分けることが，子の気持ちのありようを理解していく大きな手がかりとなる。

【解説】

「甘えたくても甘えられない」子どもに最も頻繁に見られるのは「拗ねる」という態度である。本当は心細いけれども「甘え」を表に出さず，自分は寂しくないという態度を取って，虚勢を張る。母親を必要としないかのように無視する態度をとる。『日本国語大辞典』(小学館，1980)によれば「拗ねる」とは「ひねくれて強情を張る。素直に人に従わないで偏屈な態度をとる」ことを意味するが，それは屈折した「甘え」の代表的なもので，日常的に目にするものである。

なぜ子どもたちは「拗ねる」のか。自分の甘えたい欲求に母親は気付いてくれない。母親に無視されているようなものである。だから，子どもも母親を無視するような態度を取ることで，仕返しをしようとする。しかし，悲しいかな，子どもがそのような仕返しをしても，母親にダメージを与え，自分の欲求に応えてくれることなど，さほど期待できるものではない。期待した成果を得られ

ないどころか，逆に母親からは「可愛くない」子どもだとの烙印を押されて，より一層子どもの欲求はないがしろにされかねない。そうなれば，母子間に負の循環が生まれていく。

しかし，不思議なことに，このような行動は，これまで児童精神医学界では「自閉的である」，「一人遊びに夢中になっている」，「回避的である」などと記述されてきた。なぜそのようなことになってしまうかといえば，子どもの行動を文脈から切り離して「個」のみに焦点を当て，かつ行動記述に特化して捉えてきたこと，さらには文脈を無視することによってそれらの行動を常態化したものとして捉えてきたからではないか。さらに大きな要因として，「甘え」の視点から彼らの行動を捉えるという視点を持ち得なかったからである。日本文化を代表する「甘え」という情動の世界が欧米では理解されがたく，わが国の児童精神医学界がその欧米の研究に範を求めてきたことによるところが大きいのではないかと考えられるのである。

こうしてみると，自閉症スペクトラムの子どもたちの行動は，文脈を考慮しつつ情動の動きに焦点を当てることによって，その意味するところがこれまでとはまったく異なった様相で浮かび上がってくる。筆者がこれらの子どもたちの行動に「拗ねる」気持ちを感じ取ることができたのは，彼らが皆母親に対して「甘えたくても甘えられない」という強い「アンビヴァレンス」を抱いていることがSSP全体の流れから見て取ることができたからである。単なる行動科学的な観察によってはけっして生まれない発見である。

③関わり合うことを回避して，一定の距離を取って相手に近づかない――「落ち着きのなさ」，「多動」

❖事例10　2歳1ヶ月　男児

知的発達水準　正常域（DQ101）
主訴　多動。
家族背景　一人っ子で，両親との3人家族。父は公務員。母は専業主婦。父方祖母と父が非常に強迫的で，先取りした形でいつも子の行動をせかすよう

な接し方をする人である。

発達歴 周産期，特に異常なく，満期正常分娩で出生。生下時体重3,500グラム。乳児期，哺乳力はさほど強くなく，母乳に対して淡泊な印象を受けた。頸座3ヶ月，始歩1歳0ヶ月。始語は9ヶ月半で，「ワンワン（犬）」，「ニャンニャン（猫）」，「ポンポン（時計）」などであった。歩き始めるよりも早く言葉を話し始めたし，その後も言葉の発達は早かった。人見知りや後追いはなく，愛着行動はきわめて少なかった。幼児期，歩き始めると，多動が目立ち始め，自分のペースで周りの大人と関わるが，他者から近づかれると，嫌がるようにして避けていた。母に自分から抱かれたがることはあっても，母が抱こうとすると嫌がり，抱かれることは少なかった。母はこのままで大丈夫か不安になって，今回の受診となった。

SSPにみられる母子関係の様相

①母子2人での来所。母子一緒に入室する。子は様子をうかがうようにして周囲を見渡す。まもなくシーソーやブロックなどに興味を示して近寄るが，母が相手をしようと近づくと，それを避けるようにして動き回る。母はトランポリンに誘うがまったく乗ってこない。つぎつぎにいろいろな玩具を扱い始める。母はそばでさかんに言葉をかけているが，指示的な内容が多いためか，母子間で楽しい雰囲気は生まれない。

②子は大きなボールを扱いたくなって，母の方を向いてさかんに語りかけるが，母は遠くから椅子に座ったまま，子に応じている。しかし，それは子の発した言葉の単調な繰り返しであることが大半である。子の言葉はいつも尻上がりの調子でどこか相手を求めての発声である。それに対して母はすぐに言葉で応じているが，その口調がやや強いためか，母子の会話は発展することなく，子はすぐに他のことに気が移ってしまう。子が手伝ってほしそうにしていても，母は近寄ろうとしない。常に遠くから言葉で子どもに指示的な働きかけをしている。子が滑り台の上からボールを転がしながら母の方を見て相手をしてもらいたそうな素振りを見せているが，母はそれに同調する気配はない。

③STが入ってきても同じように遊び続ける。STに対して目立った反応はない。

④母が退室して20秒ほど経ったとき，子は母の不在に気付き，探しまわる。ドアのそばに寄って行き，STの手を借りて開けてほしいと要求する。しかし，泣くことはなく，表情にも不安げな様子は見られない。まもなくあきらめたのか，ボールを扱いながら一人で遊び始める。STに特に積極的に働きかけることはないが，玩具を扱いながら扱い方を尋ねたりしている。

⑤母が戻ってくると，子はすぐに気付き「ママ」と嬉しそうな声を出している。再び，一人で遊び始め，子がさかんに語りかけると，母もよく話し相手をしているが，過度に同調的で楽しそうな雰囲気は生まれない。

⑥母が黙って出て行くと，その姿を目で追うが，後追いをすることはない。しかし，20秒ほど経つと，心細くなり，ドアのそばにいく。最初は声を出したりドアを開けることはなく，手洗い場に行くなど，直接的に母を求めることはない。しかし，次第に不安が昂じて，ドアを開けようとするが，ドアを開けることはできない。2つのドアを行ったり来たりするだけである。2分ほど経過すると，ついに「パパ」と泣きそうな声を出し始める。

⑦STが入ってきても子はSTに相手を求めることはなく，ドアから離れ，再び一人で大きなボールで遊び始める。しかし，長続きせず，つぎにブロックで遊ぶ。遊びに熱中しているようには見えず，かといってSTに遊びの手助けを求めることもない。

⑧母が戻ってくると明らかに元気のよい声で「ママ」と言い，遊びも積極的になる。母に相手をしてほしいのか，さかんに母に声をかける。母に一緒に遊ぼうと誘っても母は一人で遊ばせようとする。母は常に遠くから子に対して働きかけるばかりである。母が子に対してかける言葉は多いが，楽しい雰囲気は生まれない。子に同調して遊びが広がるような語りかけは乏しく，指示したり質問したりする言葉掛けが多い。

事例10のまとめ

最も印象的なのは，子が頻繁に母親に向かって気を引くように玩具を発見

してはそれを母に語りかけるように尻上がりの発声で尋ねているが，母はそれに楽しく応じることはなく，ただ子の言葉を単調に繰り返すのみで，語調も強く，子の語りかけが抑えられてしまう感じを受けることである。子は母に注目してもらいたそうな様子も見せているが，母は同調的に応じてくれないため，子は懸命になって何度も同じような調子で言葉を発し続けている。

　子は母にさかんに声かけをしているが，直接遊び相手を求めるような声かけはない。一見すると一人で楽しく遊んでいるようにみえるが，実際には子は遊びに夢中になることはできず，母の注目を引くために常に何かをして声をかけ続けなければならないのであろう。そのことがこの子の落ち着きのなさや次々に他の物へ注意が移ることと大きく関係しているのではないか。

　いざ母がいなくなると，心細くはなり，STにドアを開けて欲しいと要求するが，強い要求でもないし，不安の表出も乏しい。母が戻ると「ママ」と嬉しそうな声を出している。しかし，いざ2人になると，母は遠くから声を出すだけで，一緒に遊ぶことはなく，子も積極的に母を求めることはない。2回目の母子分離でひとりぼっちになると，1回目の時よりも強い不安を示し，2つのドアを行ったり来たりするようになる。しかし，手洗い場に行って過ごすなど，直接的に母を求める動きは見られず，「パパ」と言うなど，混乱した状態を示している。母子再会場面になると，自分から積極的に母を遊びに誘うが，なぜか母は一緒に遊ぼうとしない。

　母の不在による不安ははっきりと認められるが，子は母に対して相手を求めつつも，直接的な強い主張にはなっておらず，どこか抑制的で一人で振る舞おうとする態度が目立つ。

　一見すると，落ち着き無くマイペースで好き勝手に遊んでいるように見えるかもしれない。しかし，母の子への働きかけを見ていると，いつも遠くから言葉のみで指示的な働きかけをすることが多く，その声もやや強い調子で，子にはどこか怖い感じに響いているのではないか。そのため子は母に容易には近づけないのではないか。

　⑥で母が退室し，子が一人ぼっちになった際の反応を見ると，子なりに多

少なりとも心細さを感じていることは伝わってくるが，それを表に出さず，抑制的なのが印象的である。さらに，心細くなっても他者に助けを求めることをせず，過度に自立的な振舞いを見て取ることができる。その背景には母に対して相手をしてもらいたい（甘えたい）欲求を垣間見せながらも（⑧で母との再会で素直にうれしそうな表情や声を出しているところからもそのことがよくわかる），母に容易に近づけない子の気持ちを見て取ることができる。さらに印象的なのは，そのような「甘えたくても甘えられない」状態にありながらも，母やSTの前ではにこにこしていて，さも楽しそうな表情を見せながら動き回っていることである。心細い，不安な気持ちを表出することに対する強い抑制が働いているがゆえの言動であるが，気分を高揚させるという振舞いは自分の不安を和らげるための対処行動ではないかと思われる。後述する「軽躁状態」（190頁）の萌芽をここに見て取ることができる。

❖事例24　2歳10ヶ月　男児

知的発達水準　軽度精神遅滞（DQ51）
主訴　自閉症かどうか診断してほしい。
発達歴　2歳上に兄がいる。胎生期，周産期とも特記事項なし。満期正常分娩。生下時体重3,380グラム。人工栄養。頸座3ヶ月，起座7ヶ月，始歩は1歳3ヶ月とやや遅かった。1歳過ぎても言葉は出てこなかった。人見知りはなかったが，後追いは見られた。1歳6ヶ月，子が人差し指を耳に入れて耳塞ぎをしている姿を見て，難聴を疑い，耳鼻科で検査を受けたが異常は無かった。その後総合病院を受診し，自閉症の診断を受けた。そこの医師からの紹介での受診である。両親の記憶では耳塞ぎが最初の気付きで，当時は言葉が遅いという程度にしか考えていなかった。その後，思い返してみると，視線が合わない，つま先立ち歩きをする，物を手でヒラヒラさせる，電車のタイヤを手で回しながら，斜め見をする，車いすや自動車のタイヤ，サドルを回すことなどに気付いた。現在，地元の療育機関に通っている。その結果，

少しは視線も合うようになり，喃語も増えてきたという。

SSP にみられる母子関係の様相

　①母子2人での来所。子は母の前に立って入室。部屋の中を見るなり，玩具に引きつけられるようにして積極的に動き始める。一人で楽しそうな声を出してはしゃいでいる。母は子の動きについていけないためか，戸惑い気味である。しばらくして，子は母の手を取ってソファに座るように促す。そして母にまとわりつき始める。子は母に甘えたそうにべったりしているが，母はすぐに子に滑り台を勧めて遊ばせようとするなど，子に何かさせようとするところが目立つ。

　②母は熱心に子の名前を呼びながらバランスボールをころがし，子が受けて返してくれるのを期待している。子は最初の1回だけはそれとなく受けて返すが，次の時には身を捻るようにして転がってくるボールを避ける。そして逃げるようにして壁際に行く。それでも母は幾度か同じ働きかけを繰り返すが，ついには名前を呼び捨てにして呼びながら強めにボールを投げると，子の顔にぶつかる。どことなく母の攻撃性が顔をのぞかせているように見える。つぎに母はボールテントに入ろうとして子を誘うと，子はついてきて入って行く。ボールの上で身を転がして楽しそうにしているが，まもなく外に出てしまう。そして外にこぼれているボールまで拾って中に入れる。一見すると母子一緒にテントの中に入って楽しんでいるようにみえる。

　③STが入ってきても，さきほどと同じように母子2人で楽しんでいる。沢山のボールに囲まれてはしゃいでいるようにみえる。しかし，実際には母がさかんに遊びを盛り上げるように楽しそうな雰囲気を作ろうとしているが，子はどこか冷めていて，付き合わされている感が強い。子の方から先に外に出てしまうことを繰り返していることからもそのことがうかがわれる。

　④母が退室しようとするとすぐに気付いて後を追い，母の手を握って離そうとしない。泣いて不安を強く訴えるわけではない。ドアを開けて出て行く母の手を自分で引いて部屋に連れ戻してしまう。それでも母の手を離して部屋の中に子が入った隙に，母だけ外に出る。すると子は先ほどとは違って後

第4章　2歳台の子どもの母子関係

追いをすることなく，ST相手に遊び始める。STをテントの中に引っ張り込んで，テントの中で遊び始める。母のことは忘れたかのようである。ボールがテントからはみ出てしまうと，わざわざテントから出ていってボールを取りに行き，ボールを入れて再び中に入る。STが勝手に外に出てしまうと，子はSTをテントの中に引き込む。そしてSTにまとわりつくようにして，STの顔を触ったりしている。

⑤STにまとわりついて顔を触るまでじゃれていたにもかかわらず，母が入室すると，STから急に離れてボールテントから出て行き，母に向かって小躍りしてうれしそうにして近寄って行く。母の手を引っ張り，再びボールテントの中に入る。母にまとわりついているかと思うと，急に外に出てこぼれているボールを取ってテントの中に入れている。母は「ありがとう」と褒めている。子が外に出たので，母も出ようとすると，子はテントの中に母だけを押し込む。

⑥子がボールに気を取られている隙に母は素早く退室。するとすぐに気付いて大泣きしながらドアを叩いて訴える。怒りは激しく，いつまでも続いている。そのため50秒ほどでSTが入って行く。

⑦STがすぐに入室してなだめるがまったく効果はない。ますます激しい泣きである。抱っこも嫌がり，のけぞって抵抗を示す。再びドアの所に行ってドアを叩いて訴える。これほどまでの激しい泣き叫びは尋常ではない感じを受ける。先ほどの母子分離の際には，ST相手になんとか過ごし，後半にはSTにまとわりつくほどまでになっていたにもかかわらず，ここではSTがなだめても全く効果はない。

⑧母が戻ってくると，泣きながら母の方に行くが，しがみつくことはなく，母のそばに行き，膝の上に座って母に背を向ける姿勢をとり，すぐに泣き止む。先ほどの激しい泣きが不自然なほど急に治まっている。母は子を抱えてソファに行き，バッグからハンカチを取り出して，涙で濡れた子の顔を拭いてやる。そのあと，子は母の手を引いて再びテントの中に入って一緒に過ごし始めるが，先ほどと違って「いや，いや」と不満気な声を出し，どこか楽

111

しそうではない。時折母の足に身体を寄せようとするが，すぐにやめるなど，母に対してくっついたり，離れたりと迷いが感じられ，落ち着かない様子である。

事例24のまとめ

　最初は母が熱心に子にボールのやりとりを期待して働きかけているが，子はその気がなくて，初めだけ相手をしてボールを受け止めて投げ返したが，つぎには無視するような態度を取っている。すると母は子に対して真正面からボールを強めに投げると，子の顔に当たる。それを見た母は笑うような反応を見せている。ここに母の日頃は抑えられた攻撃性が感じられるが，子はそれに対して恐れを抱くのではなかろうか。

　途中から母の手を引いてボールテントの中に母子2人で入ってからは，母に身を寄せて甘えるような態度を取りながら戯れている。その後，自分から外に出てまもなく，母が退室しようとすると，すぐに母にくっついて一緒に出ようとする。しばらく抵抗していたが，子が部屋に入った矢先にドアを閉めて母は出て行く。すると不思議なことに子は母を激しく求めることはなく，STが相手をしていても平気な様子で，STをボールテントの中に引きずり込んで，母の時と同じように戯れ始める。次第にSTにまとわりついて甘え始めるが，そのとき母がドアを開けて入ってくる。すると，子はまるで母が来るのをわかっていたかのようにして，それまでまとわりついていたSTからすぐに離れて，母の方に嬉しそうに接近している。STに対して気移りをしたことがばれないようにするための反応で，母に対して気に入られようとして，殊更嬉しそうに反応して「媚びている」（148頁後述）ともいえる態度である。

　その後，母の手を取り，再びボールテントの中に入って戯れているが，タイミングを見計らって母が部屋を出て行くと，今度は激しい怒りを込めて泣き始め，ドアのそばで訴え続けている。まもなくSTが入ってきたが，まったく治まる気配はない。これほどまでに激しい怒りと悲しみの表出は，先ほどまでの母不在の際のSTとともに過ごしていた時のことを考えると，あま

第4章　2歳台の子どもの母子関係

りにも落差が大きい。母がこっそりと自分に断りも無く出て行ったことに対する怒りもあろうが、直後の母子再会では、母にしがみつくこともなく、背を向けて母の膝の上に座っているだけで、母も子に対してしっかりと受け止めることをしない。結局子は母とテントの中に入って過ごすのが一番落ち着くようなのだが、それでもテントの中で母にまとわりつくようでいてすぐに離れるなど、アンビヴァレントな態度である。

【解説】

「アンビヴァレンス」が強くなればなるほど、母親に接近すること、つまりは甘えることに対する恐れが強くなる。そうなると、子どもは母親に容易に接近できなくなり、回避的態度が強くなるが、かといって甘えたい気持ちが無くなるわけではない。かえって「甘え」そのものも同時に強まっていく。そこに「アンビヴァレンス」の難しさがある。すると、母親の存在がいつも気になり、いつも母親の顔色を伺いながら、自分一人で何かに没頭して楽しむということがいよいよ難しくなる。

このような心理状態に置かれると、一人勝手な行動を取ることもできず、かといって母親との関わり合いを楽しむこともできない。いわば「取り付く島がない」状態になっていく。心細いが、安心できる場がないゆえの行動である。こうなると、子どもは母親に対して過度に近づくこともできず、かといって過度に離れることもせず、微妙な距離を持ち続けなくてはならない。母親が自分に対してどう反応するかをいつも気にしながら、微妙な距離を取り続け、動き回る。このような行動は、母親からは「落ち着きがない」、「多動である」と見えることになる。

ついで述べておきたいことは、「多動」には必ずといっていいほど「注意集中困難」を伴うということである。注意欠陥多動性障碍（ADHD）といわれているのもそのことによっている。では「注意集中困難」は関係の視点から見ると、どのように理解することができるのか。

このことは1歳台の事例1（51頁）や事例4（62頁）においてよりわかりやすい形で示されている。

事例1では母親がある玩具を用いて遊びに誘えば，子どもはそれを回避し，他の物に移ろうとする。母親はそれで遊びたいのかと思い，相手をしようとすれば，子どもはそれも回避する。このようにして母子間でいつまでたっても何かを用いて一緒に遊ぶことができない状態に陥る。このような状態にあれば，母親の目には，子どもはある物に「集中できず，気移りが激しい」と映る。

　事例4では，子どもは何かを欲しそうにして腕を前に差し出しながら母に訴えている。母は何が欲しいのか，いろいろと思案しながら取ってくる。何を取って来ても子どもは満足せず，同じように腕を差し出す。実は子どものこうした行動は，母親に抱っこしてほしいという欲求から生まれたものだったのである。内面の思いと外面の行動との間でこのような乖離が生まれているのだ。そのことに母親は気付くことができず，懸命になって子どもの要求に応えようとしている。母親からみれば，このような子どもの行動は「気移りの激しい」「注意集中困難」な子どもだと映るであろう。

　「多動」と「落ち着きのなさ」，「注意集中困難」と「注意転導」は，ともに「アンビヴァレンス」の結果生まれた関係障碍によってもたらされた状態である。ADHDとはこのような状態を指しているということができよう。

④他者に頼ることができない──「過度に自立的な振舞い」，「マイペースな行動」

　❖事例14　2歳3ヶ月　男児

　知的発達水準　中等度精神遅滞（DQ40）[18]，軽度の運動遅滞も合併

　主訴　コミュニケーションがとりづらい。

　発達歴　胎生期，特に問題なかった。生後2ヶ月，母は視線が合わないと感じていた。10ヶ月まで寝返りなど一人で身体の向きを変えることができなかった。始歩1歳3ヶ月。もの静かなおとなしい子で，一人遊びが多かった。1歳を過ぎても不活発で言葉も出ないので心配だった。1歳5ヶ月，一人遊びが多く，視線も合わないので保健師に相談。耳が聴こえないのではないか

---

[18]　新版K式発達検査2001による発達指数

といわれた。某大学病院耳鼻科での精査の結果，聴性脳幹反応（ABR）が認められないことから，高度難聴と診断された。すぐに耳鼻科で補聴器の装用開始。他の大学病院小児科を受診し，PDDとも診断された。同時期より，通園施設に通い始める。するとまもなく視線も合い，笑うようにもなった。名前を呼ぶと寄ってくる。しかし，いまだ食事は固形物がとれず，噛んだり飲み込んだりすることができない。食が細い。

SSPにみられる母子関係の様相

①母子2人での来所。母が入室する前に子は一人で部屋に入ってくる。しばし様子をうかがうようにしているが，すぐそばの机の上にあった玩具に興味を引かれたのか，一人でいろいろな玩具を扱い始める。一人で黙々と扱っていて，そばにいる母に働きかけることはまったくない。母が時折手を出して子の持っている玩具を手に取ろうとすると，手を払いのけるようにして拒否する。殊更母に対して背を向けている印象が強い。

②子の歩き方はぎこちなく，今にも躓きそうな感じさえするほどで，全体的に動きもゆっくりしている。自分から母に何かを求めることはない。黙々と一人で小さな半球形のスイカのレプリカを手に取り，トランポリンの上に乗せて自分の手でトランポリンを叩き，スイカがリズミカルに飛びはねるのを楽しんでいる。この遊びをしばらく繰り返していると，母もつきあって，トランポリンを叩くが，母の叩き方が強すぎるのか，子はうれしそうな反応を見せず，自分一人で続けている。それでもなお母が叩こうとすると嫌がるように反対側を向いて一人でやろうとする。

③STが入室しても取り立てて目立った反応は見られない。トランポリンに母が他の果物（モモ）を乗せて叩き始めるが，すぐにそれを取り上げ，自分でやろうとする。その果物は2つに割れるようにマグネットでくっついていたので，子は自分でそれを切り離したかったようだが，母はそれに気づかない。子は思うように切り離せないため，それを放り投げてしまう。そして少しぐずるような声を出すが，母は「なぜ怒るの？」と子に尋ねるだけで，子の怒りの理由は理解できない。見るからに子は不機嫌になっている。母は

一所懸命になって子に声をかけて，遊びに誘おうとしているが，母の遊びに興味を示すことはなく，ずっと一人で同じ遊びを繰り返している。楽しんでいるというより，ことさらそれにしがみついているように見える。

④母が退室しても，子は目立った反応を見せない。しばらくしてスイカを持って滑り台に行く。滑り台の下のところにスイカを置いて，台を叩き始める。しかし，トランポリンの上のようにスイカは飛びはねてくれない。STが相手をし始めると，少し甘えたような声を出し始めるが，2人での遊びは楽しい方向には展開しない。

⑤母が入室。子が滑り台のそばにいるのをみて，母はなんとか滑り台の階段まで連れてゆく。子は滑り台を滑りたそうにしてはいないが，母は滑り台の上からスイカを転がすように働きかける。子は嫌そうな声を出し，乗ってこない。母はどうやって付き合ったらよいか，困惑気味でついに椅子に座って遠くから眺めるようになる。

⑥母退室。一人きりになるが，特に目立った反応を見せない。しかし，それまで多少なりとも出ていた声はほとんど出なくなる。警戒心が強まっていることがうかがわれる。

⑦STが入って，すぐに相手をし始めると，嫌がることはなく，それまでになかったような甘えた喃語様の声をさかんに発するようになる。明らかに機嫌がよくなっている。STがそばでさりげなく他の遊びをして見せると，子は興味を示し始め，じっと見続ける。ついには自分でもやりたくなったのか，やり始める。

⑧母入室。すると，さきほどまで出ていた声は再び消えていく。母が近づいて声を掛けると，ことさら背を向けるようにして回避し，母が連れて行こうとしたら，先ほどまで嫌がっていた滑り台の階段のところに自分一人で行く。そして自分で階段を登ろうとするが，最初の階段に足をかけても，その後はうまく登れない。母はそばで見ていたが，ただ言葉掛けをするだけである。さきほどSTがさりげなく見せた遊びを母がやってみると，他の玩具を扱いながら，なかば背を向けながら母のやっている様子を眺めるが，自分か

らそれをやろうとはしない。ことさらそれを避けている様子である。母のそばでは，動きはぎこちないにもかかわらず，子は一人で何でもやろうとし，母に援助を求めたり，甘えたりする仕草をほとんど見せない。

事例14のまとめ

　この母子関係のすれ違いの背景として，子の求めるものがなにかを母はわからないため，子は母に回避的態度をとって「拗ねている」ことは容易に見て取れる。その中で子は母に頼ることもできず，過度な自立的行動と繰り返し行動が生まれている。いまだ身のこなしもぎこちなく，見ているとつい手を差し伸べて支えてやりたくなるような子であるが，母のそばで遊びながらもけっして母の助けを求めることはない。ことさら自分一人でなんでもやろうとする。母は子の気持ちを感じ取ることができず，困惑しながら子の相手をしている。子は自分一人でやることを好んでやっているのではないことが，STが相手をしている時の態度と反応から容易にわかる。STがやっている遊びには興味を示し，自分からやってみようとするし，母が不在でもSTがいれば多少なりとも不安が軽減するのか，発声にも甘えた感じが出るほどである。STと母が入れ替わると，こうした甘えた発声が急に消失して母に対して回避的態度を再び示すようになっている。母に対するこのような態度が，母に対する「甘えたくても甘えられない」気持ちから生まれていることは容易に想像できるが，そのことによる子自身の不安と緊張を多少なりとも和らげようとする試みが一つの遊びを繰り返す行動（118頁参照）となっていることがわかる。

【解説】

　子どもが心細い状態にあっても母親に甘えることができず，虚勢を張って強がる（拗ねる），あるいは母親から常に距離を取ることで関わることを回避することが常態化していくと，必然的に，母に頼ることをせず（というよりも頼ることができず），何事も自分でやろうとするようになる。相手に自分が困っているという弱みを見せることなく，強がった態度を示し，何でも自分一人でやるというわけである。

このように「甘えたくても甘えることができない」子どもは，自分が困っていても相手に頼ることができなくなる。何でも自分一人でやろうとし，困っていても相手に助けを求めることができなくなるのだ。それはわれわれからみると，「過度に自立的な振舞い」と映る。

ここで大切なことは，子どもが「自立的に振舞っている」ことを肯定的に捉えてはいけないということである。なんでも自分一人でやろうとするのは，その背景に「甘えたくても甘えられない」気持ちが強く働いている。「自立的に振舞っている」のはそれゆえの対処行動なのだ。このことをわれわれは肝に銘じておかなくてはいけない。他者に頼ることができず，結果的に自分一人で何でも行うことを余儀なくされているのだ。それがいかに痛々しい姿であるかをわれわれは想像しなければならない。

何事も他者に頼らず自分一人で行おうとする態度は，自閉的行動様式といわれるものすべてに通底するものである。こうした傾向が固定化していけば，子どもの内面にフラストレーションが鬱積し，近い将来様々な病理的反応が起こることは容易に想像できる。

⑤同じことを繰り返す，同じ状態を保つ──「同一性保持」，「常同反復行動」，「限局した興味」，「強迫的こだわり」

❖事例9　2歳0ヶ月　男児

知的発達水準　軽度精神遅滞（DQ56）
主訴　意味ある言葉を言わない。指さしで人にものを教えようとしない。やり取り遊びができない。
発達歴　満期正常分娩。生下時体重，2,660グラム。2歳1ヶ月上に姉がいて，手がかかり，母は大変だった。この子はおとなしいこともあって，手をかけることは少なく，一人にさせていることが多かった。姉のために英語のDVD教材を買ってやると，それを姉と一緒によく見ていた。一人でもおとなしく見ていた。1歳2ヶ月，名前を呼んでも振り向かないので心配になった。耳鼻科を受診したが，聴覚には異常はなかった。1歳6ヶ月健診，母は

子の発達の遅れが気になったので，翌日病院の紹介で療育センターを受診。以来，両親はテレビをあまり見せないようにして，顔を見て話しかけるように心がけているという。気になる行動として，頭を床にずっとくっつけている，立ったままくるくる回る，CDケースを開けて，CDを取り出し，指でくるくる回している。よく鉛筆でなぐり書きをしている。親の手を引いてやってほしいことを要求する。

SSP にみられる母子関係の様相

①両親同伴での来所。母は子の相手をすることなく，おとなしく立っている。父が母に代わって子の面倒を見ている。子は入室すると，きょろきょろと周りを眺めているが，父が遊びに誘っている。母はじっと突っ立ったままの姿勢で腕組みをしているばかりである。筆者の説明に父ははっきりと頷くが，母は小刻みに頭を動かすだけで，積極的な応答はみられない。母の方はやや警戒的な構えを見せている。子は両親から離れて一人でうろつき回っている。父に退室してもらい，SSP を開始。

②母は椅子に座っているが，子に語りかけることはまったくなく，子も母から数メートル離れたところで一人床に座って黙々と遊んでいる。母子ともにまったく無言のままで身体もあまり動かすこともなく，2 人の間には息詰まるような緊迫した空気が流れている。子は時折意味不明な声を出してはいるが，母の存在にはまるで気付かないかのように振る舞っている。母の表情は乏しく，ほとんど動きがない。

③ST が入室して母に挨拶すると，母も挨拶を返すが，すぐに黙ってしまい，会話は生まれない。ST が気遣って話しかけると，小声で少し応じる程度である。

④母が退室する時，子は母が出て行くのを見ているが，平然とした表情で，心細くなって後追いをするということもない。ST が子に関わり始めると，遠慮がちながらもそれに応じるようにして相手をする。甲高い発声が増えてくる。機嫌の良さそうなトーンの響きである。

⑤母が入室して ST と入れ替わり，ST が部屋を出て行くと，子は母に背

を向けて出て行くSTの方をずっと目で追い，母はすぐに椅子に座ってじっとしている。子は母にまったく関心を示さず，視線を向けることもない。母子の間に情緒的なものはまったく流れず，再び②の時と同様に緊張の高い雰囲気になる。

⑥再び母が退室して一人になる。子は母の退室にまるで気付いていないかのような態度を示しているが，絵描きボードになぐり書きするようにして描き始める。ずっとそれを繰り返している。母が出て行ったドアの方を見ることは一度もない。泣くこともない。

⑦STが入ってきて子に近づくと，STの方に目をやり，それまでやっていた遊びを止めて，他の物に目を移し，STが差し出した物にも関心を示して応じている。STの動きをよく目で追っているし，STの働きかけにはいやがらないで応じている。

⑧母が入室してもまったく子に対して声をかけることもなく，ただ黙って椅子に座り，腕を交差してじっとしている。子も途端におとなしくなり，母に対して背を向けるようにして遊び続けている。⑥の時のように，再びなぐり書きを始め，ボードに描き続けている。子はこのような繰り返し行動によって自分の不安を鎮めようとしているように見える。そこには再び異様な雰囲気が生じている。

事例9のまとめ

　母子ともに，互いを前にして，まったく相手に働きかける言動は見られない。母子のあいだに息詰まるような緊張した空気が流れているのがひしひしと伝わってくる。STと母子3人で過ごしていても張り詰めた空気は変わらないが，④で母が退室した途端にSTが子に静かな雰囲気の中で働きかけると，子はSTに関心を示して応じ始めている。母がいる時には凍り付いたように動けなかった態度とは対照的である。STの差し出す玩具にも興味を示して，遠慮がちだが手に取ることもあるほどである。しかし，STと入れ替わって母が戻ってくると，部屋を出て行くSTの後ろ姿を名残惜しそうに，その姿が見えなくなるまで目で追い続けている。STが出て行き，再び母子

2人になると，途端に先ほどの張り詰めた空気に戻り，子の動きも凍り付くようになっていく。再び母が部屋を出て行き，一人ぼっちになると，子は黙々とボードにグルグルと円をなぐり書きすることを繰り返すようになる。母を前にして無視するような態度を取りつつも，母が不在になった途端に出現している繰り返し行動は，一人ぼっちになった心細さや不安，緊張を子なりに和らげようとする試みであることが見えてくる。

　全体の流れを表層的に眺めていると，子は母を無視するようにして一人遊びに興じているように見えるが，④で母が退室してSTと2人きりになった時の変化や⑥での一人ぼっちになった時の変化などを対比しながら見ていくと，子の母に対する強い回避的態度は，われわれ日本人には「拗ねている」と表現してもよいものである。母は子のそうした「甘え」を感じ取り応じることが困難であり，かつ何事にもほとんど応じることがないため，子は母に対してどのように行動したらよいかわからない。しかし，一人ぼっちになったことによる不安と緊張の高まりを，子なりに一時的にでも和らげようとしてボードにグルグルと円をなぐり書きする行動をとるようになっている。このような繰り返し行動が「甘えたくても甘えられない」がゆえに生じた不安と緊張への対処行動であることが実にわかりやすい形で示されている。

　母はこのような子に対して何をどうしてよいのかお手上げ状態のために距離を置いて黙して椅子に座っているのではないかと推測される。

❖事例14　2歳3ヶ月　男児（再掲，114頁）

❖事例20　2歳9ヶ月　男児

知的発達水準　軽度精神遅滞（DQ50）
主訴　言葉の遅れ。
発達歴　妊娠41週，帝王切開にて出産。出生時体重2,520グラム。母乳栄養。

頚座3ヶ月，初歩1歳2ヶ月。発語はなし。トイレット・トレーニングはできていない。乳児期，手のかからない，育てやすい子であった。寝つきも良く，夜泣きもほとんどなかったし，普段から泣くことはあまりなかった。自分から何かを要求することもほとんどなかった。テレビを見せておけばおとなしく，母が本の読み聞かせなどをしてやることもあまりなかった。1歳くらいまでは，少々落ち着きがないことが気になったが，それ以外はさほど気になることはなかった。この頃は母親のあと追いもあったが，次第になくなっていった。（今では父親がいなくなると不安がって騒ぐが，母がいなくてもぐずらなくなった。）人見知りはほとんどしなかったが，知らない大人の男性に対して怖がって泣くことがあった。（現在は，人見知りはなく，誰にでも愛想良く近づいていく。また，どこに連れて行っても落ち着き無くふらふらと動き回っている。）1歳3ヶ月の頃は，他児に興味があり，公園などに行くと男の子を追って行くことがあったが，次第にしなくなった。1歳6ヶ月健診の際，母親の目から見て本児が課題を上手くできた様には見えなかったが，保健師からは何も言われることなく，健診には全く引っかからなかった。この頃から，視線が合わないことが気になるようになり，知り合いなどにも目が合わないことを指摘されることがあった。数字に非常に興味を引かれて，車のナンバープレートを見るために道路に飛び出してしまい，危険なことがあった。積み木を並べることをよくやっている。偏食があり，緑色のものを食べず，麺類ばかりよく食べる。2歳になっても言葉が出ないので，2歳0ヶ月，保健師に相談に行った。そこで地域の訓練会を紹介され，週2回通い始めた。2歳半，役所の療育相談を受け，自閉症と診断される。そこで，療育センターを紹介され月1回通っている。専門の先生の意見を聞きたいということで，当院を受診。

　父は，母の子育てについて，子どもを放っておきすぎたのではないかと気にしている。初診時，待合室で父が子の身辺の世話を焼いている。母は現在専業主婦であるが，結婚前から本児の妊娠6ヶ月まで事務仕事をしていた。結婚当初は仕事をしたかったということで，本児は結婚2年目にできた子ど

もである．初診時，子どものそばに寄ることなく，父にまかせて自分は遠く離れて椅子に座っている．

SSPにみられる母子関係の様相

①両親同伴での来所．子は母に抱かれるようにして入室する．すぐに動き回り，机の上に置かれた細々した玩具が気に入ったのか，一人で黙々と扱い始める．両親はソファに座っているばかりで子に働きかけることなく，眺めている．筆者が両親に遊び相手をするように促すと，重い腰を上げるようにして相手をし始める．特に父が滑り台で相手をすると，子は嬉しそうな声をあげているが，母の働きかけには応じることはなく，ただ黙々と一人で遊んでいる．母はどのように相手をしてよいか戸惑いが隠せない様子である．父に退室してもらい，SSPを開始．

②母はトランポリンを挟んで子の前に座っているが，黙っているだけでまったく声をかけることもない．子も黙々と遊び続けるが，同じ遊びを繰り返している．

③STが入ってくると，母がすぐに椅子に戻る．まるで教室で席を離れていた子どもが教師の姿を見るなり，慌てて席に戻るような反応である．子はクルクルスロープでミニカーを走らせ続けて，まったく母やSTの方を見ることもない．一回だけ何を思ったのか，鈴を手に取って母のところに行って手渡す．すぐに元に戻って一人で遊び続ける．

④母が退室してもまったく目立った反応を見せない．トランポリンの上にお気に入りの玩具を置いているが，それで満足したのかうれしそうにして，他の遊びに移る．STの存在を意識して滑り台を滑る．

⑤母が戻ってきても同じ遊びを繰り返していたが，2分ほど経つと，滑り台を滑り始め，声を出して嬉しそうな反応を見せ始める．数回やって再び一人遊びに戻る．

⑥母の退室にすぐ気付くが一瞥しただけで一人遊びに戻る．ずっと何か玩具を手に持って扱い続ける．そのことによって気を紛らわせているようにみえる．

⑦STが入ってくると一瞥するが、すぐに元の遊びを続ける。しかし、STが興味を示して近づくと、子はうれしそうにSTを見ながら得意げにやり始める。嬉しくなって何度も続ける。自分が注目されるのがうれしいのであろう、滑り台を滑って両手を挙げて得意そうな表情を浮かべる。

⑧母が戻ってきても母を見ようとしないが、STが出て行くのをちらっと見ている。最初のようにトランポリンの上にお気に入りを並べて楽しむが、まったく声を出さない。ままごと遊びを一人でやっているが、美味しそうに食べるまねをして母の方を見ると母もその時だけは嬉しそうな表情を浮かべる。母はSTには挨拶をしても、子の前ではまったく自発的な働きかけをしない。ただ黙って座って見ているだけである。

事例20のまとめ

最も印象的なのは、母があまりにも無口で子への働きかけもほとんどないことである。抑うつ状態にあるのではないかと思わせるような母の態度である。そんな母の態度と合わせるように、子も一人で黙々と同じ遊びを続けている。

子は母に対して常に顔色をうかがうようにして振舞っているのであろう。なぜなら、STの前ではSTの働きかけに遠慮がちながらも応じ、子の動きに同調するようにしてSTが相手をしていると、表情にも喜びを示すからである。それでも母が多少なりとも子の動きに反応を示すと、嬉しそうな反応を示している。母子ともども抑制的で控えめであるが、子は母の顔色をいかに敏感にうかがっているかがよく示されている。

【解説】

「甘え」という情動の動きはアタッチメント形成過程で最も重要な動因として機能する。もしも「甘えたくても甘えられない」状態が長期間持続していけば、母子間のアタッチメントが形成されることは難しく、子どもに安心感が育まれない。その結果、子どもはいつまでも不安と緊張の持続した状態に置かれることになる。このような心理状態は、知覚をも過敏にし、外界の些細な変化を敏感に感じ取るようになる。なぜなら、不安の強い状態にあって頼る術をも

たないならば，いつ敵に襲われないかと常に警戒的な構えを取っていなければならなくなるからである。まさに臨戦態勢である。このような状態にあっては知覚刺戟の多くは彼らにとって侵入的で迫害的な色彩を帯びて知覚される[19]。それがさらなる不安を呼び起こし，知覚過敏はより一層激しくなる。このように情動と知覚は相互に深く関連し合い，そこに負の循環が生まれる。そのため外界の些細な変化は彼らに想像もつかないような強い不安を引き起こす。このことを端的に示しているのが事例17である（162頁後述）。

　こうして彼らは些細と思われるような変化にも強い恐れを抱くため，外界を努めて変化のない状態に保とうとする。「同一性保持」とはまさにこのような心理的背景の中で生起する行動だと考えられる。「興味が限局される」のも当然の帰結である。

　さらに「繰り返し行動」や「常同反復行動」といわれてきた特徴も，同じことを繰り返すことで外界のみならず内界をも同じような状態に保つことによって，少しでも不安を軽減しようとする試みである。また「繰り返し行動」は変化に対する不安や恐れを軽減する試みであるとともに，繰り返し行動によってもたらされる内的な快感も，彼らを一層このような行動に駆り立てる一つの動因として働いていることが考えられる。

　したがって，彼らのこうした不安と緊張への対処行動を，病的なものとして禁止しようとしたり修正しようとしたりする働きかけが，いかに彼らの不安と緊張を増強させ，より一層彼らを追い詰めることになるか，想像できるのではなかろうか。自閉症の病理としてもっとも頻繁に目にする「強迫的こだわり」は，周囲他者によって彼らの対処行動が脅かされそうになるがゆえの彼らの命懸けの「もがき」と見て取ることができるのである。

---

(19) 原初的知覚の一つとしてすでに取り上げた相貌的知覚によってこのような現象が起こるのであって，ここでも原初的知覚が重要な働きを担っていることが示されている。脚注2（7頁）を参照のこと。

（２）　相手を巻き込む行動へと進展したもの

「甘えたくても甘えられない」心的状態に置かれた子どもは、なんとかして母親の関心を自分の方に引きつけようとして、様々な手段を講じることになる。それが多くの場合、相手を心配させる、困らす、あるいは怒らすような行動となって表現される。

①注意喚起行動としての自己刺戟行動――「自傷」

SSPの観察において行動障碍として捉えられるほど深刻な「自傷」と見なすことのできる行動は観察することはできなかったが、1歳台の事例1の母子治療の経過の中で、「自傷」の萌芽的段階での行動と考えられるものを観察することができた。さらに、その後の経過で「自傷」類似の行動が周囲の人たちから注目されることを求めての意図的行動として出現していることが確認されている。そのことをここで取り上げてみることにしよう。

❖事例1　1歳0ヶ月　男児（再掲，51頁）

母子治療の経過からの抜粋　（小林・原田，2008，195-215頁より）

毎週定期的に治療は実施されたが、初めの数回は母もいまだ不安と焦燥感が強く、子は母の接近に対して回避的態度が顕著であった。そのような時期に、「自傷」がどのような文脈の中で生起するかを教えてくれるエピソードである。

第3回のセッション

遊びの途中で、子は滑り台に興味を示し、滑り台の下から上へ、反対方向から登り始めた。子がなかなかうまく登れない様子を見て、母は子の靴下を脱がせてやった。すると、子は機嫌よく登り始め、夢中になった。そんな子の反応を見てうれしくなったのか、両親は子に積極的に関わり始めた。子の様子を少しの間見ていて、うまく登れない子を母は抱き上げてやり、一番上に乗せ、滑り台を滑らせてやった。それを両親は数回繰り返した。両親は子と一緒に遊べたことがうれしかったようであったが、子はなぜか滑った直後、突然不快そうに「んーんー」とうなり声を発しながら滑り台に頭を数回自分

第4章　2歳台の子どもの母子関係

で打ちつけた。

第4回頃から次第に子の母に対する「甘え」は顕在化していった。そのような経過の中で生まれたエピソードである。

第6回のセッション（治療開始から1ヶ月半後）

子の発声が，情動の変化（快／不快）をよく反映しているので大変わかりやすくなってきた。全身の動きにもよく反映している。それとともに母を積極的に求めることが増えてきている。そんな中でのセッションの後半，子は歩き回っている時にはずみで転び，額を強く打ちつけてしまった。そばにいた筆者がすぐに子を抱き上げると，子はすぐにいやがっており，母の方に行って抱かれた。甘え泣きをするわけではないが，すぐに母の方に行って抱かれたがったのはとても印象的であった。

驚かされたのは子がつぎのような行動を取ったことである。さきほどまで抱かれていた母からおりて，額を打ちつけた床のところまで行って，なんとなくわざとらしく（半意図的に）その床のところに額をゆるく打ちつけ，そのあと頭をおもむろに上げてニコニコしているのである。そのあと，すぐに母がそばに寄っていくと，母に向かって手を差し出して抱っこを要求する。ふたたび母から降りて，床に額を打ちつけるというよりも，さきほどよりもさらにゆっくりと床に額をくっつけていた。

このエピソードの意味するもの

この後半のエピソードの持つ意味を考える上で重要なことは，当初は母親に「甘えたくても甘えられない」葛藤から頻回に頭を壁に打ちつけていたが，母子関係が修復されて子どもは母親にさかんに甘えるようになった頃の出来事であるという点である。子どもが床に頭を打ちつけた時は痛みを感じたであろうが，その瞬間周囲の大人が一斉に彼の方に注目して大丈夫かと声を掛けていた。子どもにはその時に浴びた視線や母に抱っこされたことがいたく心地良かったのであろう。心地良かった体験を再現したくて，なかばわざとらしく頭を床に打ちつけたと推測されるのである。

治療開始前の子どもに顕著に認められていた注意転導ないし視線回避行動か

らもうかがわれるように，他者から注がれる視線は，子どもにとって当初はけっして心地良いものではなかった。しかし，母親への「甘え」が深まることによって安心感が生まれ，それとともに他者からの視線が心地良い刺戟へと劇的な変容を遂げているのである。

　子どもにとって周囲のみんなから関心や視線が注がれ，母親に抱っこをされたことが心地良かったことは容易に理解されるが，ここでぜひとも取り上げたいのは，なぜ子どもは先ほど頭を打ちつけた場所にわざわざもどって頭を床に打ちつけるという行動をとったのかということである。心地良かった体験を再現したいという欲求からの行動であるとしても，その欲求をなぜわざわざ先ほどと同じ場所で頭を床に打ちつけるという行動で示されなければならなかったのかという問題である。

　この時彼は「転んで床に額を打ちつけたこと」，「その時に痛みを感じたこと」，「みんなの関心や視線を浴びて心地良かったこと」などを，渾然一体となった形でアクチュアルに体験したのであろう。彼にとってこの心地良かった体験は，まさに「あの場所の床に額を打ちつけて痛かったのだが，みんなの注目を浴びたことが心地良かった」という体験として記憶されたのであろう。つまりはこの時の「心地良かった」という体験は，文脈に強く規定されていたために，彼にとって「心地良い」体験をもう一度再現したいという動因によって引き起こされた行動は，まさに先ほどと同じ体験を繰り返すことであったのである。

　私たちであれば，「床に転んで痛かったけど，みんなの視線を浴びて心地良かった」という体験の意味として「床に転んで額を打ったこと」「視線を浴びたこと」「心地良かったこと」などとして，アクチュアルな体験を分節化して，その中で最も重要な意味を取り出すということを理性的に考えるであろう。しかし，この時の子どもにとっては未分節で融合的な体験として記憶され，その中で不意に「床に頭を打ちつけたこと」が彼にとっては強く情動を揺さぶられた体験として最も印象的に記憶されていたのである。そのため，先ほどの体験の再現欲求が高まると，それを最も象徴するものとしての「(先ほどと同じ)

床に頭を打ちつける」という行動でその欲求が示されたのではないかと考えられるのである。このような動因に基づく行動であったために，さきほどのような痛い思いをするほどに頭を打ちつけることはなく，わざとらしい行動，つまりはなかば意図的に取った行動がみられたのではないかと思われるのである。

❖事例22　2歳9ヶ月　男児

知的発達水準　軽度精神遅滞（DQ59）
主訴　頭突き，衝動的行動，自閉的。
発達歴　満期出産。陣痛開始は早かったが，分娩に時間がかかり，吸引分娩でうまくいかず，最終的に鉗子分娩で出産。仮死状態だったようだが，母には子を見せてもらえなかった。全身傷だらけだったらしい。生下時体重2,900グラム程。特に発達経過に気になることはなかったというが，1歳5ヶ月，けいれん発作出現。20分以上の熱性けいれんで入院した。以来，抗けいれん剤を服用してきた。しかし，半年前に発作は消失したので，服薬は中止になった。ところがその2ヶ月後，頭突きをするようになり，その程度も次第に激しくなった。さらに食物も吐き出すようになった。そのため，まもなく抗けいれん剤を再び服用するようになった。すると頭突きは減少し，嘔吐もしなくなった。2歳半，治療を受けている病院で自閉症といわれ，薬物療法を受けるようになった。その2ヶ月後には，母子通園開始。母は子が自閉症と言われてから気分が落ち込み，母もうつ病として某病院にて通院治療中である。子と付き合っていると，どうかなりそうで，叩きたくなる。子が好んでやることは母がしてほしくないことばかりなので，イライラが募るばかりだという。

SSPにみられる母子関係の様相

①母方祖母と母子3人での来所。3人一緒に入室する。子は嬉しそうな表情を浮かべている。子は自分から動き始め，滑り台に近づき，階段を登って一人で滑っている。母が筆者と話していると，子はそばに置かれた椅子を2脚とも倒してしまう。乱暴な振る舞いである。席をはずしていた祖母が戻っ

てくると，椅子に座ったままで，子に働きかけたり相手をすることはない。まもなく祖母に退室してもらい，SSPを開始。

　②子は見るからに面白くなさそうな顔つきをして，無気力な感じで動き回っている。子は椅子に座っている母にさりげなく近づき，背中を向けながら母に寄りかかる。母子の間で楽しい交流は生まれず，まもなく子は母から離れて行く。所在なげに動き回っているが，なぜか急にドアに背を向けながら後頭部をドアに打ち付ける。すると母は「痛いよ」と注意をする。母にそのように言われることをねらってやったようにみえる。

　③STが入室して母の前のソファに座ると，すぐに子はSTに近づいて，寄りかかるようにしてSTに背を向けながら甘え始める。そうかと思うとすぐに，気のない仕草で床に寝転がる。天井を見つめて突然手で天井を指差し，「あーあー」と声を出して母やSTを注目させる。母とSTの間に寝転がって天井を指差しているが，意図ははっきりと読み取れず唐突な印象が拭えない。何かによって相手の注意や関心を引きつけようとする行動なのではないか。

　④スタッフが母に退室を告げるために入ってくると，母は小走りで退室する。STは子を抱きかかえて積極的に相手をしている。子はSTの手を引いて相手をしてもらいたそうにしている。しかし，無気力で周囲を見渡しては気の向くままに動いている感じを受ける。滑り台を滑ってSTに褒められ，少しはうれしそうにするが，マットの上に寝転がって無気力な態度で「ママ」と一度だけ声を出す。

　⑤母が戻ってくる直前，子は気付いたのかドアの方に小走りで駆け寄る。母がちょうどそのとき入ってくるが，母の方に近寄ることなく，ドアに直接ぶつかるように両手で当たる。母を求める様子はない。

　⑥母はスタッフに退室を促されると，小走りに出て行く。子はまったく母の方を見ることはないが，少しして気付いたのか周囲をちらっと見渡す。あきらかに様子が変わったことに気付いて「ママ」と少し心細そうな声を発するが，一人で遊び続ける。

⑦STは積極的に相手をする。すると子の方もSTを意識して側から離れず，気ままに遊んでいる。まったく母を求めることはない。

⑧母が戻ってきても，子は母にもSTにも目を向けることなく，一人で遊び続ける。何を思ったのか，急に母に近づき，足を挙げながら「ダッコ」と言い，抱っこを要求したように聞こえたが，母は足が痛いのかと思い，足をさすってやる。子は嬉しそうな反応を見せない。子がやることに母は何かにつけて注意をすることが多い。楽しむことはできず，子の行動をコントロールしようとする傾向が強い。

事例22のまとめ

初診時の父の発言やSSPの様子から，この事例はネグレクトが強く疑われるが，子は母に対して多様な振舞いを見せながら，母の反応を試そうとしているのがよくわかる。そうした中で，母が子の思うように相手をしてくれないためか，唐突に母から離れて遠くのドアの方に行き，ドアに背を向けながら倒れかかり，頭を（さほど強くないが）ドアに打ち付けている。それを見た母は「痛いよ」と心配そうに声を掛けている。このような振舞いは，母に注意されるような行動をとることで，母の関心を自分に引き寄せようとするものである。このような挑発的とも思える自傷とともに，子の母に対する特徴的な態度として，母に背を向けながらおもむろに近づいては寄りかかるという「媚びる」ような態度，さらには母の前でSTに甘えるように寄りかかるという「これ見よがしに母に当てつける」ような振舞いなどが見て取れる。時には母に寄りかかろうとして相手の関心を引こうとするが，他の時には母の前で他の人になびくことで「当てつける」ようにして母の怒りを誘っている。子は自分の言動によって母がどのような反応を見せるか，いろいろな言動によって母を試している様子がよく示されている。

母は子に対して時折働きかけるにしても，その場の思いつきでしかないため，子にとっては何ら楽しいものにはならない。予測困難な働きかけが多いため，子の戸惑いが強い。そのため，他の事例では見られないような独特な対処行動を示すことになるのであろう。

【解説】

　ASDにおいて思春期以後に頻発する行動障碍として，自分に攻撃性が向かう「自傷」などの自己刺戟行動とともに，攻撃性が他者に向けられる「他害行動」がある。「他害行動」は「挑発的行動」（134頁後述）の延長として理解することが可能であると思われる一方で，自己刺戟行動はどのように考えていけばよいのであろうか。そのためにはその萌芽と思われる「自己刺戟行動」類似の行動に着目する必要がある。

　事例1では治療経過の中で「頭突き」がどのような背景の中で生起するか，前半のエピソードに良く示されている。いまだ母親に対して子どもは「甘えたくても甘えられない」状態にあって，母親は子どもの思いを掴みかねている。いろいろ遊び相手をしながらも子どもの思いを汲み取れないため，子どもは自分の思うようにならない葛藤から「頭突き」という自己刺戟行動を生起させていることがわかる。しかし，その後の経過の中で後半のエピソードをみると，葛藤から生まれた行動ではなく，明らかに半ば意図的にわざとらしく床に頭を打ち付けているのである。そのような行動が生まれた契機となったのは，その少し前に偶然転んで床に頭を打ち付けた際に，周囲の大人の注目を浴びるとともに，母親に抱っこされるという心地よい体験をしたことである。その後でわざとらしく床に頭を打ち付けたのは，先ほどの体験の再現を願っての行動だと思われる。つまりは，後半の頭を打ち付けた行動は，積極的な自己表現としての行動へと質的変化が起こっているということである。

　この事例1のエピソードと関連づけて考えると興味深いのが事例22で見られた「頭突き」である。この事例では母親に自分への注意を喚起することを狙ってドアに頭を打ち付ける行動を示している。母親に注目してもらいたくて，わざとらしく頭をドアに打ち付けて母親の方に視線を向けているのが印象的である。母親は椅子に座ったまま遠くから「（そんなことをすると）痛いよ」と優しく声を掛けてはいるが，近寄って子どもの頭を撫でるなどの対応をみせない。頭をさほど激しくドアにぶつけているのではない。そこにはわざとらしささえ感じさせるものがある。おそらく母親もそのことは感じ取っているのではない

か。その結果,「痛いよ」と言いつつもそばに寄って行こうとしていないのである。ただ,ここで問題としなければならないのは,このような行動の背景に子どものどのような思いが隠されているか,ということに母親は気付くことができないことである。このことはけっしてこのような「自傷」類似の行動に限らず,ありとあらゆる行動の背景として考慮しなければならないが,母親にはそのことに気付くことが難しい。そこには母子相互間でかなり深刻な関係障碍が生まれていることが推測されるのである。

　このように事例1では母子関係の修復過程で一見すると「自己刺戟行動」類似の行動が「甘え」の自己表現としての積極的な意味を持ち,かつ周囲の大人たちもそのことをよくわかって対応することができているため,関係はさらに深まっているが,事例22においては,半ば子どもが注意喚起を意図した行動であったにもかかわらず,母親はそうした子どもの意図を汲み取ることが困難で,子どもの期待に応えることができていない。そのあまりにも対照的な両者であるが,事例22で認められた「自己刺戟行動」は「アンビヴァレンス」によって引き起こされた反応ではないか。そして,それは「挑発的行動」類似の相手に注目してもらいたいという「甘え」欲求に基づく行動だと思われる。

　ただ,ここで取り上げておく必要があるのは,「自己刺戟行動」が常態化していくと,そこには質的に異なった意味が生まれることが考えられるということである。

　われわれも苛立った時などに,自分の身体に痛みの刺戟を与えることによって,一時的に苛立たしさを緩和しようとすることはよくみられることである。大相撲の世界で,最近引退して親方になった元幕内力士高見盛の土俵上での制限時間一杯になった時の一連の所作が彼の人気に拍車をかけたが,彼の所作は今から勝負が始まるという強い不安と緊張を自己刺戟行動によって紛らわせ,一時的に和らげようとするものである。ただ,今回の研究で「自己刺戟行動」の発現の萌芽を見てみると,そこにはやはり「アンビヴァレンス」が深く関係したものであることがわかる。

②相手の関心を引き寄せるためにあの手この手を使う――「挑発的行動」

❖事例12　2歳2ヶ月　男児

知的発達水準　軽度精神遅滞（DQ67）
主訴　言葉の遅れ。
発達歴　同胞3人の末っ子。2人の兄が各々4歳上，2歳上にいる。胎生期，胎動が2人の兄より少なかったように感じた。生下時体重，3,540グラム。予定日の1週間前，陣痛は無かったが，産婦人科医に「3,500グラムもあるし，もう生ませよう」と言われて，内診の時に子宮口をぐいぐい無理矢理広げられた。その次の日，長男の幼稚園の入園式だったので，おなかは痛かったが，入園式に出て，その日の夜に入院した。しかし，生まれるまでに30時間以上かかった。生まれた時は，母子とも問題は無かったが，母としては，上の2人の子の時にも子宮口が堅いと言われたけれど，その時は注射をして子宮口を開いたのに今回は子宮口を無理矢理広げられたこと，また今回の出産が予定日前だったこともあり，「納得のいかない生まれ方だったんです。この子としてはまだおなかの中にいたかったんじゃないかと思ったりもするんです」と話している。母乳栄養で，頸座4ヶ月，起座7ヶ月，始歩1歳0ヶ月，人見知り6ヶ月。人見知りは激しく，知らない人が家に来るとじっと見つめていた。特に女の人が嫌いだった。1歳6ヶ月で，兄のことを「ちゃん」，母がいなくなると，「ママ」と言って探したり，食べ物を「どうぞ」と言って相手に渡したりしていたが，1歳10ヶ月頃より，笑顔がなくなり，言葉もなくなってきた。「どうぞ」と言わなくなり，自分の欲しい物があると，母の手を引いて取らせるようになった。当時，長男が徒歩通園をしており，遊んでいる子を無理矢理おぶって連れて行ったりしていた。本人はそれを嫌がっており，帰って来る母の顔を見なくなり，おんぶがどうしても嫌だと，自分で口の中に手を突っ込んで吐いたりしていた。吐くとおんぶから解放されるからだった。市の発達相談に行き，ことばの教室に月2回ほど通うようになったが，今回診察を希望して来院。

SSPにみられる母子関係の様相

①母子2人での来所。子は早々に入室し、母は後から入ってくる。子はすぐに机の上の玩具を黙々と扱い始める。スタッフがずっとつきっきりで相手をしているが、子は一人気ままに動き回っている印象で、気移りが激しい。

②子は「アーアー」と意味不明だが機嫌の良さそうな声を出しながら一人で動き回っている。ただよく見ると、子は常に母に背を向けて動いていることがわかる。母の方に顔を向けることがほとんどない。子が棒付きの飴を口にほおばりながら滑り台を滑ろうとしているのを危ないと感じた母は何度か注意する。それでも子はやめようとしないので、母は近寄ってその飴を取り上げようとする。すると母を避けるようにして嬉しそうに逃げ回っている。発声に機嫌、不機嫌の違いがよく示されている。一人で遊び続けているように見えるが、けっして母から一定の距離以上離れることはなく、微妙な距離を取りながら移動している。

③STが入ってきても相変わらず一人でシーソーに乗っているが、思うようにならず、母の方をちらっと見ることがある。しかし、母に直接助けを求めることはない。母が近づいてきても応じない。動きは活発というか、落ち着きがない。発声に少しずつ喃語らしきものも出ている。

④母が退室しても子は相変わらずの動きである。STが近づくと動きは激しくなる。しかし、2分近く経つと、ふらふらとドアに近づき、ノブをしばし眺めているが、手で触れることはなく、離れて行く。まもなく高く積み上げられたブロックの上を一人で登って行く。倒れそうになっても助けを求めることもしないが、STがそばに寄って支えると、拒否することはなくSTに身を預けるようにわざとらしく倒れそうになる。その後は再び気ままな動きが続く。

⑤母が戻ってきても特に接近することもない。しばらくすると、机の上にあったフライパンとスプーン、そして床の上に置いていたまな板を、滑らせながら椅子に座っている母のそばに持ってきて、力強く打ち付けながら母をじっと見ている。奇声のみ発していて意図はつかみがたいが、母に相手をし

て欲しそうな感じを受ける．しかし，母は「それ何？」と尋ねるだけで一向にその中に入って行く気配はない．それでも母のそばに玩具を持ってきて母が関心を示すと，嬉しそうな声を上げている．子はさらに母のそばに近寄って床の上でままごとらしきことを始め，自分で食べる真似をするが，母は「それ何？」と尋ねるだけで母子２人の間に遊びは発展しない．

　⑥母は子の様子をうかがうようにしながら退室していく．子は相変わらず自由気ままに振舞っているように見えて，表立った反応を示さない．しかし，甲高い奇声を発するようになる．１分ほど経つと，何を思ったのか，急にマットの下に潜り込んで寝そべるようにしてしばらくじっとしている．30秒ほどの不自然な動きだが，一人ぽっちになり不安になったための反応ではないか．２分経過すると，突然トランポリンの周りを回り始める．そしてトランポリンの上に乗って天井（ビデオカメラが設置されている）をちらっと眺める．その後は再びまな板の上で一人ままごと遊びを続けている．甲高い声をさかんに発している．

　⑦STが入ってくると，子はSTの方を見て（母でないことに気付いたのか）急にドアの方に行き，ノブを触るが，まもなく離れて遊び始める．甲高い声が多く，楽しそうではない．STがそばにいるためか，ブロックに無理矢理一人で登るという危険なことをする．落ちそうになってはSTに支えてもらうのを殊更求めてやっているようにみえる．まったく怖がる様子を見せない．

　⑧母が戻ってくると，子はすぐに母に気づき，大きな声を発している．明らかに母が戻ってきたことに対する喜びの反応のように見える．ブロックの上に登って危ないので，母もすぐにそばに寄って抱き寄せようとする．母は子が鼻水を垂らしているのをさかんに気にしてハンカチを手に持って何度も拭いている．その後も同じようにブロックの上に乗って危ないことをやっては母に支えてもらう．ブロックに一人で登ろうとするのを見て母が手を添えてやると嫌がらない．しかし，ブロックを降りてから，ブロックを叩き投げつけ始める．なぜ苛立っているかわかりづらいが，「八つ当たり」と言って

いい反応である。自分の期待通りに母が応じてくれなかったからであろうか。母は子にブロックを積み重ねて何かを作らせたい様子で誘う。子がちょっとそれに応じると頭をなでる。しかし，子はすぐに止めて再びブロックを投げつける。母の方にも投げつけるほどである。何をしても母が思うように応じてくれないためのいらだちがあるのであろう。母に対してずっと目を合わせることもなく，回避的な構えを示しながらも，母のそばで動き回っているのが印象的である。

事例12のまとめ

　母に対するあからさまな回避的行動がよくみられるが，いざ母が不在になると心細い反応を示していることは，さりげなく母が出て行ったドアに近づき，ノブを眺めるという振舞いから見て取ることができる。心細さは表情を見る限りにおいてはうかがい知ることは困難であるが，子の不安と緊張は甲高い発声によく反映されている。このような心理状態にあって，子は母やSTに対してことさら危険なことをやることによって，自分の方に相手の関心を引こうとしていることが見て取れる。「挑発的行動」といってよいものである。

　子には何でも自分一人でやろうとする過度に自立的なところが目立つが，その背景には子が母に対して直接的に相手を求めることへの強いためらいがある。自分が母のそばでままごと遊びをしていても，母はそれに応じてくれないことが，子にとって苛立ちの大きな要因となっている。そのためか，わざとらしく危なっかしい身のこなしでブロックの上を一人で登ろうとする。母が助けにきてくれることを予期しながらの動きであろうが，そのような形でしか母に相手をしてもらえない。このような関わり合いでは，子は甘えを味わうことがむずかしい。だからであろう，苛立ってブロックを投げつける行動を起こしている。自分で思い通りにいかない。母に甘えたいが，母にはっきりと要求することもできない。また，どうこうしてもらいたいという明確な要求を持っているわけでもないので，母が相手をしてくれても満足は得られず，苛立ちは一向に無くならない。「八つ当たり」の行動が出現するゆ

えんである。

　このような言動の意味が相手に読み取ってもらえないと、両者の関係は負の循環を帯び、子の言動はエスカレートしていくことになる。「挑発的行動」はこのようなプロセスを経て生まれていくことが考えられる。

❖事例16　2歳4ヶ月　男児

知的発達水準　軽度精神遅滞（DQ55）

主訴　言葉の遅れ，視線回避，一人だけの世界に閉じこもる，ウロウロ歩き回る。

家族背景　父は技術者で社交的な性格。仕事が忙しいため，週末にしか子どもと遊べない。現在の子の状態についてあまり心配しておらず，「もう少し様子を見れば」と母に話している。母は専業主婦で，自称「大雑把」な性格。子どもの躾に関しては「厳しくもなく，甘くもない」。長女（4歳2ヶ月）は人見知りが激しく，幼稚園にあがるまでは知らない人を見るとキーキー言って手のかかる子であった。今でも要求が多く，とても手がかかるという。

発達歴　胎生期は特に問題はなかった。生下時体重2,640グラム。頸座4ヶ月，座位8ヶ月，始歩1歳2ヶ月。乳児期から1歳6ヶ月までは抱っこをした時も長女と変わらず，抱かれやすい姿勢をとり，視線も合い，あやせば笑った。子どもの名前を呼ぶと，呼んだ人の方を振り返った。おとなしく手のかからない子であったため，人見知りの激しい自己中心的な長女に母はかかりっきりになっていた。しかし，母方祖母は1歳6ヶ月以前より，「この子は視線が合わない」「笑わない」「落ち着きがない」「一人でトコトコ歩いてどこかに行ってしまう」点が気になっており，母に病院での診察を勧めていた。だが，母はこの子は自分とは視線が合うので，当時はそれほど祖母の話に気を留めることもなかった。始語1歳6ヶ月，「パンパン」「ママ」「パパ」など（パンが大好きなため「パンパン」と言ってパンを欲しがっていた）。しかし，1歳6ヶ月を過ぎたあたりから，それまで写真を撮る時にカメラを見て

いたが，急にカメラの方を向かなくなった。母が戸惑いを見せ始めた矢先の1歳10ヶ月頃より，視線回避だけでなく，それまで出ていた言葉も消失し，笑顔も消えてしまった。また，部屋の中を一人でグルグルと走り回り，ブロックや積み木をきれいに並べるようにもなり，公園へ連れて行っても他の子どもに興味を示さなくなった。

　2歳3ヶ月，姉が幼稚園へ通うようになると，再びこの子から母への接近行動が見られ始めた。視線も少しは合うようになり，笑うようにもなった。また一度は消失していた言葉も再び出るようになった（ハーイ，パンパン，デキター，マムー，パパ，アンパン，シー）。「○○くーん」と名前を呼ぶと，「ハーイ」と答えられる。このように明るさを少しずつ取り戻してきているが，今でも自己主張の強い姉の前ではとてもおとなしくしている。

　見知らぬ場所や人のいる所を嫌がり泣き出してしまう。そのような時に母がなだめようとして抱っこすると，母の顔を力いっぱいにつねったり，母の左腕や肩に思い切り噛み付く。また，時々自分の頭を壁や床に打ち付ける行動が見られるが，平然とした顔をして痛さを感じているようには見えない。

　発達歴を聞く中で気になったのは，母は子の気になる行動を列挙する割には，それがなぜ起こっているのかということに関心を示すことはなく，考えようとする姿勢がないことであった。しかし，筆者が自閉症の診断を告げると，それまで平然としていた母が急にうろたえて涙ぐみ始めたのが印象に残った。

SSPにみられる母子関係の様相

　①母子2人での来所。子は先に自分から入室し，すぐに目につきやすい大きな玩具に寄っていく。子はボールテントのそばに行き，ボールを扱い始める。母がそばに行ってボールを投げるなど相手をし始めると，子は乱暴な仕草でボールを母に投げ返したり，なぐりかかるような仕草をする。そうかと思うと，母が他のことに誘い始めた途端に，苛立ってかんしゃくを起こして床に寝転がった拍子に頭を打って泣き始める。母に抱かれてまもなく泣き止むが，母はすぐに強く子を揺さぶってあやそうとしたり，子を抱きかかえな

がら激しい動きでパンチング・ドールを叩くなど，先ほどまで泣いていた子をあやすやり方としては違和感がある。そのためか子はずっと母にしがみつくようにして母から離れようとしない。それでもなお母は子にパンチング・ドールを叩くように誘っている。

②子の要求はおんぶから抱っこに変わり，子は母にずっと抱かれている。しかし，気持ちよく抱かれているわけではなく，のけぞったりして抱きにくい姿勢をとる。時折母の顔を眺めながらわざとらしく母の顔をつねる。母が痛がるのをおもしろがって止めようとしない。母が嫌がれば嫌がるほど嬉しそうにしながら執拗に続けている。母に抱かれているからといってもうれしそうな表情はみられず，どこか無表情である。母も子への語りかけは冷ややかな感じで，優しく語りかけるような関わりは見られない。母子ともにそんなふうであるため，筆者も見ていて楽しい感じにならない。子はまもなく自分から降りて一人で動き始める。積み重なったブロックの上に乗って一つひとつのブロックを無造作に放り投げることを繰り返す。どこか破壊的なところが目立つ。発声が時折みられるが，奇声に近く，聞いていて不快で，苛立ったような感じを受ける。その後も子が不自然な姿勢で背中に足を立てながら母にしがみつこうとしているのを，母はなんとか周囲の玩具に気を向かせたくて，さかんに誘おうとしている。それに対して子はますます母から離れまいとしてしがみついている。それでもなお母はなんとか降ろして滑り台を滑らせようとする。そのため子も仕方なく母から離れるが，遊びに興味を示すことはなく，離れ難い様子で，座っている母の近くをうろうろしながら母の身体を触ったりしている。母はなんとか離れて退室しようと隙を狙っているが，子はその気配を感じ取り，母の動きをうかがい，用心深い態度を取っている。

③省略（こちらのミスで実施せず）。

④ずっとまとわりついていた子がちょっと離れた隙に，母がそっと退室する。その途端に子はすぐ気付いて激しく泣き始め，地団駄を踏んで訴える。その泣き方は尋常ではなく恐怖心を抱いているのではないかと思わせるほど

激しいものである。

⑤⑥⑦すべて省略（実施困難のため）。

⑧そのあまりの激しさにすぐ母は戻るが，子は両手を差し出しながらも，なぜかすぐに入室した筆者の方に近寄って抱かれようとする。筆者は子を抱き寄せて母に手渡す。SSPを中断せざるをえないほどであった。以後子はずっと母にしがみつくようにしっかりと抱きつき，離れようとしない。母の子に対するあまりに淡白な態度がいたく気になる。

事例16のまとめ

母の子へのやや冷めた眼差しと語り口調が印象的である。子は母にしがみつこうとするが，その姿勢は母にとって抱きづらいものがある。母は子を抱き続けるのがつらい様子で，周りの玩具に気をそらそうと懸命である。母のそうした態度を敏感に感じ取っている子は，逆に母から引き離されることへの不安が強まっているのであろうが，それと同時に母にしがみつくことに対する強いためらいや迷いもあるのであろう。そのことがこのような不自然なしがみつきに反映している。子が執拗に母の頬をつねっては母が痛がるのを喜んでいるのは，明らかに挑発的な振舞いである。⑧において，子が分離に対する激しい不安と怒りの混じった感情を表出していたにもかかわらず，母に抱きつこうとせずに筆者に抱かれようとしたことから，子の母に対する屈折した思いを強く感じ取ることができる。怒りを直接母に向けることができない事例13（93頁参照）と類似した反応である。2歳4ヶ月の時点でのこれほどの激しい不安と怒りの表出は，母子間での「甘え」の充足が極めて乏しいことを示していると考えざるを得ない。この事例は虐待が関連していることが推測される。

【解説】

第3章で「変態的な依頼関係」（82頁）として抽出したように，「甘えたくても甘えられない」状態にあると，相手（母親）の顔色をうかがいながら行動するようになる。こちらがどのように出れば，相手はどう反応するかを，あの手この手を使って試す。その結果，自分が相手に対してどのように振舞ったら望

ましい結果を生むことができるかが見えてくるというわけである。多くの場合，母親が注意したり禁止したりするような行動を取って試す。その求めるところは，いかにすれば母親が自分に関心を向けてくれるかという点である。すると，母親にとって嫌なことであればあるほど，母親が自分に関心を向けてくれることがわかってくる。子どもはそれに味を占めて，つぎつぎに同じことを繰り返すようになる。これまで「挑発的行動」と言われてきたものがこれに該当する。

　この種の行動がエスカレートしていくと，子どもと母親との間に深刻な関係障碍が生まれていく。なぜなら，子どもがこの種の行動を取れば，母親は子どもを厳しく叱咤し，突き放そうとする。突き放された子どもは一層不安になるために，さらにこの種の行動を取って母親の注目を引こうとする。こうして母子間に負の循環が生まれる。この循環が断ち切られないと，悪循環に拍車が掛かり，（強度）行動障碍へと発展していくことになる。青年期に頻発する多様な行動障碍の多くはこのような成り立ちによって生起すると考えられるのである[20]。

（3）「変態的な依頼関係」（土居）が進展したもの

　1歳台において，子どもたちがいかに母親の顔色をうかがいながら行動しているか，強く印象づけられた。こうして母子間に「変態的な依頼関係」が生じることになるが，このような関係が2歳台に入ると，より一層複雑な様相を呈してくる。

---

[20] 拙著『自閉症と行動障害――関係障害臨床からの接近』（小林，2001）と『自閉症とこころの臨床――行動の「障碍」から行動による「表現」へ』（小林・原田，2008）での筆者の報告は行動障碍を関係の悪循環によってもたらされたものとして理解し，治療を試みたものである。

①相手の期待に応えることで注目してもらう――「良い子」になる

❖事例15　2歳3ヶ月　女児

知的発達水準　境界域精神遅滞（DQ82）
主訴　言語訓練に乗ってこない。
発達歴　乳児期，夜泣きが激しかった。何か要求があるときは，激しく泣くばかりで何を訴えたいのか理解することが難しかった。1歳を過ぎた頃，激しく泣いていた時，ふとしたことから子がビデオを見たかったからだということがわかり，それ以来，夜中にビデオを見せてやるようになった。その後もずっと夜泣きが激しく，コミュニケーションがなかなかとれず，音に対する反応も不確かだった。4ヶ月の頃から保健師に相談をしていたが，理由ははっきりせず，病院で中耳炎の治療を受けたこともあったが，1歳を過ぎても難聴があることははっきりしないままだった。1歳10ヶ月，祖父の病気の見舞いで実家に帰った時，大学病院を受診し，そこで初めて難聴であることが判明した。その4ヶ月後，人工内耳の手術を受け，2歳8ヶ月から病院での言語訓練が始まるとともに，母も家庭で訓練を開始した。しかし，母の働きかけにはなかなか乗らず，嫌がることが多かった。母が一所懸命に教えようとすればするほど子の拒否的態度は強まるばかりであった。母は疲れてしまい，どう関わればよいか困惑気味になっている。子はもともと活発で元気が良いが，神経質なところもあって，クレヨンが指につくと気にしたり，小さなゴミを拾ったりすることがある。非常に頑固なところもあって，泣き始めると1時間ぐらい続く。あやそうとするとますますひどくなる。自分の意思が通らないと激しく泣く。母に急にまとわりついてべたべたすることはあるが，母にしっとり甘えることはない。ただただ泣いていることが多い。

SSPにみられる母子関係の様相

　①母子2人での来所。最初机の上にある遊具を静かにいじっていたが，しばらくすると部屋の中を軽やかに小走りして，滑り台に向かう。母も後をついていくが，子は颯爽と階段を登り，滑り降りる。降りるとまた小走りでト

ランポリンに向かい，トランポリンで跳ぶ。声や言葉を発しないこともあって一見すると物静かでおとなしい雰囲気であるが，実際は動きもしっかりしていて活発である。スタッフが部屋に入り，母にSSPの説明を行う。スタッフと目が合うと立ち止まってじっと見つめるが，すぐにまた遊具を求めて部屋を歩き回る。母とスタッフが話しているのを気にする様子はなく，子は一人熱心に机の上の遊具をいじりはじめる。

②机の上のトラックのミニカーを取り，床の上を走らせ，そしてまた元の位置に戻す。母は用意された椅子に座って子の様子を眺めていると，今度は電車の遊具を手にする。ちらっと母の方を見て，遊具を持って母のところに行き，手を引いて机に戻る。母は「なになに」と言いながらついていき，箱の中から子が手にしているのと同じような電車の遊具を取り出して渡す。子は受け取るとそれらを机の上に並べる。並べたかと思うと，すぐに元の場所に戻し，今度はままごとの遊具を箱の中から取り出しはじめる。母が察して遊具のコンロを子の前に置く。すると子は箱の中から鍋を取り出しコンロの上に置く。しばらくするとマクドナルドのおままごとセットを取り出して床に置く。母が求めに応じて蓋を開け2人で眺める。

③STが入ってくると，母は振り返り椅子に戻る。子はSTの存在を気にかける様子はなく，また新しい遊具を求めて机に向かう。箱の中から目玉焼きの入ったフライパンを見つけ取り出し，コンロの上に置きながら母の方を見つめる。ニヤッと笑うと，小走りで母のところに行き，やはり手を引いて遊びに連れていく。母が箱の中からフォークとスプーンを取り出して渡すと，フライパンを持って目玉焼きをお皿に移しフォークをつけて母に渡す。母が箱の中からフライ返しを見つけて子に渡すと，子はお皿に移した目玉焼きを掴んでフライパンに戻し，フライ返しを使って調理する真似をする。ひっくり返してみたりと，かなり本格的なごっこ遊びをする。母がお皿を差し出すと手で掴んでお皿に移す。次は鍋の蓋を開けて，別の調理をはじめる。箱の中からアイスクリームの遊具を見つけ取り出し，母の口元に差し出す。母が食べる真似をするとにこっと笑い，嬉しそうである。

④母が遊具のケーキと包丁を渡すと，包丁でケーキを2つに分ける。その間に母はスタッフに声を掛けられて部屋を出て行く。振り向くと母の姿はなく，一瞬引き攣った苦々しい表情を浮かべる。STの気配を感じて振り返るが，すぐに遊具に目を戻して遊具を物色する。髪の毛をいじる仕草が目立ち始める。STが子と同じように箱の中の遊具を物色してみるが，子はSTと関わりを持とうとする様子はなく，むしろ関わりを避けるかのように，これといったものを見つけようというわけでもなく，黙々と遊具を物色し続ける。しばらくすると探すのを止め，身体を左右に揺らしちらっとドアの方を見る。そして，手にしていた緑の玉をコンロの上のフライパンに乗せる。フライパンを動かし，STがフライ返しを手渡すと受け取って調理の真似をする。

⑤母が戻ってくるのを認めると思わず口元が緩む。母がそばにくると動きもきびきびとし，机の上の手の届かない遊具を，手を伸ばしながら母を見つめ取ってもらう。嬉しそうに受け取り，そして笑顔を浮かべながら遊具を母に見せる。母が遊び方を示すとしばらく熱心に取り組んでいたが，うまくいかずに母に渡す。再び箱の中から遊具のアイスクリームを2つ，両手に持って食べる真似をする。母が笑うと笑顔を浮かべ，片方を母に差し出す。2人で食べる真似をする。その後はしばらく面白そうな遊具を求めて物色する。

⑥母が出て行くところを見て，はっとした表情を浮かべ，はじめて「あぁ」とか細い声を漏らす。髪を触りながら「んん」という声を出し，顔を歪めながら「いぃ」，「あぁん」と呻る。籠の縁に手を置いたまま遊具をいじるのも止め，か細い呻き声を発し続ける。何度も顔をしかめ，肩が上がり，身体が硬くなっているのが伝わってくる。目の前にあったトラクターのミニカーを手にしていじってはみるものの，しばらくして元の場所に戻す。左手の人差し指を口に入れながら部屋の反対側を見つめ，唐突に反対側へ移動する。何をするわけでもなく，その場で立ちすくみ，不安そうな表情で入り口のドアを見つめている。その後引き攣った笑顔で鼻歌を歌いながらボールプールの中に入って行く。

⑦STが入室して近づくとぱっとボールテントの外に出る。表情は硬く，

髪を触ったり，左手の指を口に入れたりと，不安が高まっているように見受けられる。STに背中を向けて歩き出し，そばにあったシーソーに乗ろうとする。STがシーソーを支えると子は乗るが，すぐに降りて滑り台の方を指さす。滑り台を通り過ぎ，大きなぬいぐるみの前で立ち止まる。更に奥にあるバランスボールを「これ」と言って指さす。STが取ってやると両手で持ち上げて回転させる。STがバランスボールの上に乗せようとして子を持ち上げると，子は顔を強ばらせ不安そうな表情を浮かべる。その後バランスボールを転がしていると馬の人形にぶつかる。今度は人形をトランポリンに乗せ，その上に自分も跨がろうとするが，跨いだだけで乗ることなくトランポリンを降りる。

⑧机に戻って遊具をいじっていると母が戻ってくる。母の姿を認めると思わずにこりと笑みをこぼす。「あぁ」と大きな声を出し，手を振って母のもとに行き，振り返って机を指さして遊びに誘う。コンビニのミニチュアにミニカーを置いてみるなどの遊びに母と興じる。

事例15のまとめ

　最初の分離場面でも表情が硬くなり，髪を撫でるといった仕草が見られるようになり，母の不在やSTに対する不安や怖れがかなり高まっていることが感じられる。しかし，表面的には積極的に不安や怖れを表出することはなく，淡々と振舞っている。母が戻ってくると嬉しそうな笑顔を浮かべるところを見ると，やはりそれまで心細い思いをしていたことは明らかであるが，母を求める動きは弱い。2回目の分離場面では，1回目よりはかなり強く表情や唸り声をもらしていて，不安や怖れの高まりが現れているが，身動きが取れず，じっと我慢するのみで痛々しさすら感じさせるものがある。母とのやりとりは，スムーズで楽しんでいるように見え，これといった齟齬が生じているようには見えない。しかし，再会場面で，子が笑顔で応じるため，一人で心細い思いをしていたということに気づけないまま母は淡々と応じてしまっている。子はネガティブな感情を抑え込む。母はそんな子の心細さに気がつかない。すると，子はますますそんな感情を表出できなくなる。いわゆ

る「良い子」と言われる子どもと共通する悪循環の構造が感じられる。

❖事例18　２歳８ヶ月　男児（再掲，98頁）

【解説】

　「甘えたくても甘えられない」子どもたちはけっして「甘え」を断念して自由気ままに振舞うことなどできず，逆に自分の「甘え」がどのようにすれば母親に受け止めてもらうことができるのか気になり，常に相手の顔色をうかがうようになる。ここで母親に気に入ってもらうことで自分に注目してもらおうとすれば，努めて母親の指示に従い，自分のやりたいことを抑えるか[21]，あるいは母親の期待に応えようと努めることになる。前者においてはその苦痛はより大きいものとなることが想像されるため，多くの場合は後者の母親の期待に応えようとする。俗に「従順で」，「良い子」といわれる子どもたちがこれに該当する。

　事例15では母親の不在で心細い反応を示していたにもかかわらず，母親の前では快活に振舞い，まるで何事もなかったかのようである。努めて明るく元気に振舞っているところから，子の痛々しい思いが伝わってくる。

　事例18において，母親がいなくても泣かずに我慢したことを褒めてもらいたくて，母親の差し出したハンカチを自分で取って母親のカバンの中に仕舞うという子どもの反応がみられたが（100頁），子どもたちがこれほどまでに母親に認めてもらいたい気持ちが強いことを知らされると，こころが痛む。

　このような状態にある子どもたちは当面適応的に振る舞うようになることが予想されるが，「アンビヴァレンス」を抱え込んだままであるため，近い将来，神経症的ないし心身症的反応を起こしやすいことが想像できよう。

---

(21)　母親の指示に従い，動かされるままに身を任すことで母子関係を保とうとする対処行動は後述する「③相手の意のままになる」（149頁）で取り上げている。

②相手に取り入る，わざとらしく他者に甘えてみせる──「媚びる」，「当てつける」，「見せつける」

❖事例22　2歳9ヶ月　男児（再掲，129頁）

❖事例24　2歳10ヶ月　男児（再掲，109頁）

【解説】

　これまで見てきたことから，日頃から子どもたちは，彼らなりに相手の出方を探りながら自分でどう振舞ったら良いかを懸命に考えながら行動していることがよくわかる。先述した「挑発的行動」はその代表的なものであるが，もしも相手の出方が容易に掴めない場合，子どもはどのように対処すればよいか非常に困惑することになる。そのような場合には「挑発的行動」の他にも様々な方法を駆使して，相手の出方をうかがうようになる。このような傾向が顕著になるのは，母親が子どもに対して予測しがたい唐突な関わりを示す場合である。そのように母親の出方が読めない時には，その都度子どもなりにいろいろな行動をとって相手の出方を読み取っていかなければならない。これはとても神経を消耗することになる。

　事例22で，子どもが母親の前でSTに擦り寄り，母親の方に視線を向けながら，甘える態度を見せている。ここに示された子どもの態度は母親の前で他人に仲の良いところを見せることで母親の出方をうかがっているということであるが，このような言動は「見せつける」あるいは「当てつける」と表現できるものである。

　事例24では，母親不在の時にSTにまとわりついて甘えていた子が，母親の姿を見るなり，母親の前で殊更大袈裟に喜んで母親を迎えている。このような態度は，「媚びる（気に入られるように振る舞う）(22)」と表現されるものであるが，その他類似の態度として「阿る(おもね)（相手の機嫌を取って，気に入られようとする）(23)」，「諂う(へつら)（気に入られるように振る舞う）(24)」「靡く(なび)（他人の力や指示に従う）(25)」

などがある。
　ここで示したような言動が顕著に認められるのは，虐待が絡んでいる事例に多いと思われる。

③相手の意のままになる，相手の思いに翻弄される

❖事例21　2歳9ヶ月　男児

知的発達水準　境界域精神遅滞（DQ74）
主訴　言葉の遅れ，多動。
発達歴　妊娠中，特に異常なし。満期正常分娩。頸座3ヶ月，寝返り7～8ヶ月，はいはいはみられず，始歩1歳4ヶ月～5ヶ月。歩き始めると，どこへでも行ってしまい，しばしば迷子になった。発語は8ヶ月～9ヶ月と早かった。しかし，ママなどの単語は聞かれたものの，以後言葉の数はさほど増えなかった。まだ赤ん坊の頃から母は英語の教材を使って，子に英語のビデオを見せ，英語で声かけをしていた。1歳8ヶ月頃，一度だけ二語文で応答したことがあったが，その後は言わなくなった。2歳になって単語数が増えてきたが，それは日本語と英語の両方だった。2歳6ヶ月頃から，二語文が再び出始めた。身体運動発達は全般的に遅かった。栄養は混合乳で，昼夜問わずよく飲んだ。1歳8ヶ月，遠方への旅行をきっかけに断乳した。以後，子は全く母乳を欲しがらなくなった。排泄訓練は7ヶ月から始め，10ヶ月頃でほぼ自立しかけていたが，つかまり立ちをするようになってからパンツを嫌がり始め，今ではオムツを使用している。人見知りはこれまで全くなく，母の後追いをすることもなかった。知らない人にも平気で抱っこを要求していた。絵本を見るのが好きで，パズルも得意である。動物が好きで動物の名前はよく覚えている。歩き始めると，他の知らない子どもや友達などをつね

---

(22)　『新潮現代国語辞典』第2版（新潮社，2000）より
(23)　『新潮現代国語辞典』第2版（新潮社，2000）より
(24)　『新潮現代国語辞典』第2版（新潮社，2000）より
(25)　『新潮現代国語辞典』第2版（新潮社，2000）より

ったり叩いたりすることが多くなった。最近では噛み付くこともある。1歳6ヶ月健診の時に，母は言葉の遅れが心配で相談したが，2歳まで待つように言われた。2歳になっても言葉が伸びなかったので，保健師からことばの教室を紹介される。子は集団行動が苦手で，列をはみ出したり，急に窓の外の車を見たりするために，個別相談を勧められる。個別相談では療育センターを紹介され，2歳4ヶ月頃から通い始める。療育センターで，担当医に軽度の自閉症といわれた。そこで出会った保護者たちから筆者を紹介されて受診となった。

　父は会社員。育児には協力的である。母は本児の妊娠を機に会社を辞め，妊娠中から今までやりたくてもやれなかった趣味をいろいろと始めた。今も専業主婦であるが，将来のためにある資格取得をめざし試験勉強中。療育センターで指摘されてからは日本語で話し掛けるように心掛けている。母は境界性人格障碍であることが治療経過の中で推測された。

　初診時，母は子どもの育児に対して強い不安を持ち，自分の生い立ちや自分の両親について次から次へと喋りまくる。子どもの話に戻しても，すぐに自分の母の話になる。療育センターで障碍の告知を受けてショックを受けたという割には，明るく語り，子どものことでどこまで不安を持っているのか疑問に感じるほどである。自分の生い立ちが子どもにどのように影響しているのかとても気になっているともいう。

SSPにみられる母子関係の様相

　①母子2人での来所。子は先に入室してすぐに玩具の方に走って行く。机の上の玩具を扱い始める。筆者の説明を聞いたあと，母は子のそばに行って，遊びに加わって語り掛けている。遊びを盛り上げるように楽しそうな雰囲気作りを心がけていることが感じられる。玩具についての説明の仕方は細かい。

　②母子2人で自由に遊んでいる時の印象では，子はとてもおとなしく，ミニカーや電車を手に持って小声で母にこれは何かと尋ねている。母は椅子に座ったまま，遠くから声を掛けている。しかし，抑揚の乏しい言葉掛けである。2人の会話からはなんとなくよそよそしい感じを受ける。子も母の顔色

をうかがうようにして視線を向けることはあっても，その他の時には玩具の方に目をやっていることが多く，身体的に触れ合ったり，接近したりすることはない。2人の言葉には感情の抑揚がみられず，平板なやりとりに終始している。子がいろんな玩具を取り出して眺めていると，母はそれが何かと細かく説明している。何の玩具か，その説明に母の意識は注がれていて，子どもが何をどうしたいのか，子の気持ちの動きに関心は向いていない。

③STが入室してからも親子のやりとりはさほど変わらないが，STも緊張した場の雰囲気が伝染したのか，腫れ物に触るようにして過度にやさしく接している。母子2人の時よりも子の発語が心持ち少なくなった。木琴を叩き始めるが，やや乱暴でリズム感に乏しい。そのため聞いていても楽しい感じを受けない。表情の変化も乏しく，楽しそうな身体の動きも見られない。ただ，黙々と打ち続けている。

④まもなく母は退室する。子はすぐに母が出て行くのに気づいて目で追ってはいたが，後追いをすることはなく，表情一つ変えることなく，淡々とそれまでやっていた遊びを続けている。STは小声で語りかけながら相手をしているが，子は一切声を出すことはない。一見すると母の不在にも平気なようであるが，実際には心細くなったであろうことを，彼の発語が消えたことに見て取ることができる。母と一緒にいた時には小声でもよく話していたのとは対照的である。やはり警戒的になったことは明らかだが，母を追いかけることは一切なく，心細さも表に現わすことはない。語りかけるSTに対して自分から関わりを求めて行動することもない。しかし，STの遊びはよく見ていて，時折STのやっていることをそのままそっくり模倣して遊んでいる。

⑤母が戻ってくると，子は少しばかり嬉しそうに母を見ていたが，自分から母に近づくことはない。母は入室して子を見るなり，自分のカバンの中からハンカチを取り出し，即座に子の鼻水を拭いている。子も母が近づいてくると，すぐにこれは何だと母に聞いてもらいたそうに語りかけ始める。母との再会によって発語が急に増えてきたのが印象的である。ミニチュアの牛を

手に持ち，食べ物をつぎつぎに食べさせ始める。そばでずっと見ていた母は「ウシさん，おなかいっぱい」と言い始める。牛が食べることばかり繰り返している子の遊びを見ていて，母はその遊びをやめさせたくなったのではないかと思われるような唐突な語りかけである。それによって2人の遊びがより楽しいものになるということはない。遊んでいるようには見えても，子の体の動きはどこかぎこちなく，楽しい感じは伝わってこない。相変わらず，母との間ではよそよそしさを感じさせる。

⑥再び母が退室して今度は一人ぼっちになる。母が出ていくのを目で追ってはいたが，さきほどと同様に目立った反応は見られない。再び発語がまったく聞かれなくなった。一見平気そうに玩具を次々に扱ってはいるが，遊びに集中している様子ではない。

⑦STが入室したが，特に声を出すこともなく，それまでと同じような遊びを繰り返している。

⑧子は母の入室前からその動きを察知してドアの方を見ていた。母が入ってくると子は少しだけうれしそうな反応を示す。しかし，再び黙々と玩具を手にして遊び始める。まもなくなぜか部屋の中を動き始める。母はそれに合わせるようにしてトランポリンや滑り台を指さしながら子に教えている。すぐさま母の誘いに動かされるようにして子は滑り台を滑り始める。滑り終わるともう一度滑ろうと滑り台の階段の方に行こうとする。しかし，母は子に向かって「ごろん（前転を）しない？　ごろんは？　マットがあるよ。ごろんしない？」と声をかける。遊びの流れからすると，とても不自然で唐突な言葉かけである。子は一瞬戸惑いを見せて滑り台の方に行こうとするが，母はさらに同じことを言い続ける。すると，子はマットの上を転がるように前転を始める。気の乗らない動きだったので，ぎこちなくよろめいたが，それを見た母は「ちょっとだめね」と否定的な言葉をかけている。

事例21のまとめ

子は母に対して自分の欲求や要求を出すことに強いためらいを示している。常に萎縮していて母に対して恐れを抱いているのではないかと思われるほど

である。そんな子の思いを斟酌することなく，母はその場の思いつきで子に働きかけることが多い。子は母の唐突な働きかけに抗うことなく，言われるがままに応じている。

　「甘えたくても甘えられない」状態におかれると，近づくことも離れることもできず，自分の意思で行動することが難しくなる。すると，母の意向に沿うことでなんとか不安と緊張を和らげようと試みるようになる。子がいとも簡単に母の指示によって動かされてしまうのはそのような理由によるのではないか。そのことがこの事例では鮮明に描き出されている。

　先に①（143頁）で取り上げた，相手の顔色をうかがい，相手の意向に沿う「良い子」の場合と比較すると，この事例では母の子への働きかけには一貫性がみられず，唐突で子にとっては予測困難なものが多い。すると，子はどのように対処してよいのか，強い困惑に襲われることになる。それを回避するためには，全面的に相手の意向に沿うことに徹して，自分の意志で行動することを極力避けることになっていくのではないか。母は幼少期に自分の親から虐待を受けていたことが治療経過の中で明らかになるが，SSPで見られた母の唐突な言動は，過去の被養育体験にいまだ囚われていることから生まれたものであることが考えられる。

【解説】

　「甘えたくても甘えられない」子どもたちは「甘え」を断念して自由気ままに振舞うことなどできず，逆に自分の「甘え」をどのようにすれば母親に受け止めてもらうことができるのか気になり，常に相手の顔色をうかがうようになる。その一つの対処法が，努めて母親の指示に従い，自分を殺すことである。「良い子」として母親の期待に応えることは，子ども自身の積極的な行動を引き出すことにもなるが，ここで取り上げるのは，自分を殺して，相手の言いなりになるものである。

　母の唐突な言動に振り回されてしまい，自分でそれに抗うこともできない状態である。母の思いに翻弄され，「なされるがまま」母の指示に容易に動かされている姿が露呈している。自分をそれなりに守ろうとする最後の砦を失いそ

うになっている子どもの姿をそこに見出すことができる。

　このような状態が続いていけば，近い将来自分の意志で行動することがますます困難となり，ついには自分が誰かの力によって動かされるという深刻な自我障碍をもたらすことが懸念される。

　「良い子」が近い将来神経症的ないし心身症的反応を起こしやすいとすれば，「なされるがまま」にある子どもは近い将来，深刻な自我障碍を呈して精神病的反応を起こすことが危惧されるのである。これまで精神病理学の世界で「作為体験（させられ体験）」といわれてきたものである。このことについては，以前筆者が思春期のアスペルガー症候群の青年女性の不安の内容を取り上げて議論したことがある（小林，2008，222-232頁）。自分の中に何かをやりたいという欲求が生まれると，その一方でそれをしてはいけないという思いが起こるという苦悩である。そこに極めて深刻な（元来の意味としての）アンビヴァレンスを見て取ることができる。

（4）　周囲の刺戟に圧倒されて，明確な対処行動を取ることができない

　これまで2歳台の子どもたちにみられる「アンビヴァレンス」によって生まれた不安や緊張への対処行動をいろいろと見てきた。これらの対処行動が一時的には多少の不安や緊張を軽減することはあっても，母子関係を修復するどころか，関係はますます負の循環を呈し，将来的に様々な精神的混乱や破綻を予期させるものである。

　しかし，それでもこれらの対処行動は，それなりの対人的構えとしてパターン化することによって，彼らの何らかの安定に寄与していることも考えられる。しかしながら，ここで取り上げるのは，そのようなある一定のパターンとしての対処行動を取ることができないほどに，外界刺戟に圧倒されてなす術のない状態で，われわれの想像を超えるほどの反応である。その内容はすこぶる深刻なものである。不安と緊張を一時的にでも和らげる対処方法を身につけて自分を保つということができず，強い不安に晒され続けて，それに圧倒されるような世界に生きている。精神病的状態の萌芽段階として捉えることができるもの

である。

①外界刺戟を遮断する――「耳塞ぎ」

❖事例11　2歳1ヶ月　男児

知的発達水準　軽度精神遅滞（DQ54）
主訴　つま先立ち歩き，手をヒラヒラさせる，物をクルクル回すことを好む，視線が合わない，呼びかけても反応しない。
発達歴　胎生期，特記事項なし。早産で生下時体重2,300グラムほどの未熟児であった。頸座4ヶ月，起座6ヶ月，始歩1歳1ヶ月。生後7～8ヶ月になっても人見知りをしない。母への後追いもみられない。知らない人に預けられても平気な様子であった。母が名前を呼びかけても反応しないので，おかしいと思い始めた。1歳，ホームドクターに相談すると，自閉症かもしれないと言われた。友人にも受診を勧められたが，どこにも相談には行かなかった。1歳6ヶ月健診で，自閉症の疑いを指摘され，大学病院で聴力検査を受けさせたが異常は指摘されなかった。その後，まもなく紹介でMIUでの治療を希望して来院となった。

SSPにみられる母子関係の様相

①母子2人での来所。子は入室するなり，すぐに机の上のこまごまとした玩具を手にして扱い始める。すると，母は自分で面白そうだと思った玩具を手に取って，「ほら，見てごらん。面白いよ」と強引に子を誘う。子の動きに付き合っているが，すぐに言葉をかけて，子の遊びに介入しようとする。子はそれから逃れようとしてつぎつぎに他の遊びに移って行く。子のつま先立ち歩きが印象的である。

②子はいろいろな玩具に興味を示し手当り次第に扱っていると，母は子に付き合いながら，なんとか相手をしようと懸命に声を掛けている。しかし，母の声掛けは苛立ちのためもあってか怒りを感じさせるほどに強い口調で，かつ指示的な内容が多い。子は母の指示に応じる気配はなく，つねに母に背を向けるようにして回避的態度を取っている。母が自分で見つけた面白そ

な玩具を子に見せようとすると，子は自分から手に取ることはあっても，それを手にすると，すぐに母から離れて一人でいじって遊ぼうとする。

③STが入ってきてもそれまでと同様，母子すれ違いの様相が続いている。

④母が退室しても子は目で追うこともなく，一人で黙々と遊び続ける。STが控えめに関わろうとするが，回避的である。STが玩具を持って近づくと，その玩具を遠ざけるなど，関わりをやんわりと拒否している。つま先立ち歩きが目立つ。しかし，2分ほど経つとSTへの警戒心が薄れたのか，さりげなくSTのそばに寄って玩具を取りに行く。

⑤母が戻ってきても表立った反応はみられない。相変わらずマイペースな動きである。しかし，④では発声がまったくみられなかったが，母が戻ると動きとともに嬉しそうな声がよく出るようになる。母の働きかけも少し穏やかになる。すると母がそばにいても回避的になることもなくなり，声を出しながら玩具を扱っている。しかし，視線を母に向けることはない。時に母が指示的な語り掛けをするとあからさまに回避的反応を示している。

⑥母が退室しても目立つ反応はなく，一人で遊んでいる。時折声を出しながら，ボールテントに入って一人で過ごしていたが，まもなくおもむろにテントから出てきて，両耳に手を当てて耳を塞ぐ。一人になって心細くなっていることが感じられる動作である。先のつま先立ち歩きとともに印象的な反応である。さらには床に寝転がって電車を斜め見し始めるが，その後，一人になってずっと立ち尽くすようになる。

⑦まもなくSTが入ってくると，それまで立ち尽くしていた子はほっとしたのか，動いて遊び始める。しかし，STに対する回避的な構えは変わらない。それでもSTが正面に行っても嫌がらず，声を出して電車を動かし始める。STへの警戒心は薄らいでいる。

⑧子がSTに相手をして欲しそうに両手を上げて接近した時に母が入室。それを見て子はすぐにSTからはなれて両手を降ろし，近づいてくる母に両手を上げて相手をしてほしい要求を示す。母の手を取ってパンチング・ドールを扱うが，うまくいかず，他のところへ。母に対する回避的態度は薄らぎ，

母と一緒に行動するようになり，発声もよくみられるようになる。母も少し声が和らぎ，母子2人の動きもスムーズになっている。

事例11のまとめ

母にとって子の発達の遅れは非常に強い不安と苛立ちを生んでいるのであろう。子に働きかける声は，強い指示的な口調で少々怖さを感じさせるほどである。そんな母の関わりを回避するように，子はずっと母に背を向けて動き回っている。しかし，母の不在時には明らかに心細い反応を示し，不安と緊張が高まっていくのが見て取れる。さらに驚かされるのは，そんな状態にあって「耳塞ぎ」，「つま先立ち歩き」，「自閉的視行動（物を斜めから見るようにして視線を送る，周辺視野を用いて物を見る）」など，多彩な病理的行動が出現していることである。

「耳塞ぎ」は，子にとって外界刺戟が侵入的に映るための反応ではないかと思われる。不安が昂じて知覚刺戟の侵入性が高まるという「知覚変容」（脚注28参照，162頁）が起こっていることが推測される。

「つま先立ち歩き」[26]は下肢の筋トーヌスの協調性がうまく機能しないことからくる反応で，いわば「足が地に着かない」心的状態を示しているのではないか。

さらに興味深いのは，子が心細い状態にありながらもどう行動をとってよいかわからない強い困惑状態に置かれると，身動きがとれなくなり「立ち尽くす」ようになっていることである。このような心的状態に置かれたならば，多くの場合，なんらかの気を紛らわす行動を取ることで，不安と緊張を一時的にでも和らげるのであろうが，この事例ではそうした対処行動を取ることができていない。いわば外界に対して無防備な姿を晒している状態である。このような反応は統合失調症や自閉症の青年期に認められる「カタトニア

---

[26] 「つま先立ち歩き」は事例11の他にも事例24（109頁），事例28（195頁），事例29（185頁），事例30（SSP観察中），事例49（3歳まで出現）にも認められ，かなりの頻度で幼児期に出現する病理的行動だと思う。過度な不安と緊張により身体の協調運動がうまく調整できなくなることからきているのではないか。その他類似の反応として，「声と躯幹のチック」が事例42（200頁）で認められている。

（catatonia）」（緊張病）（162頁後述）の原初的な姿ではないかと思われる。

　ついで興味深いのは，⑧において ST に甘えたそうな素振りを見せた際に，母が入室すると，まるで悪いことをしていたのを隠すかのようにして急にその手を引っ込め，母に近寄って母の手を取って相手を求める行動に出ていることである。それまで母には回避的態度をとり，ST に相手を求める行動に出ていたが，ここではそのことに対する罪悪感を抱いたためか，急に ST を避けて母に寄って行き「媚びる」（148頁参照）態度を示している。このことからも，子の母に対する回避的行動は「拗ねる」という屈折した「甘え」から生まれた反応であることがわかる。本当は母に相手をして欲しいという思いがあるということである。その後の母への直接的な「甘え」の行動によって母子双方の関わり合いは楽しいものへと変化し，母も当初の苛立ちが消えて，穏やかな声になっていることからもそのことを見て取ることができる。

　一人ぼっちになった際の多彩な反応には病理的色彩が濃いが，その後の母子関係の変化を見ていると，子の「甘え」が母に受け止められていけば，母子関係は急速に改善していくことが期待される。この段階での病理的な反応である「耳塞ぎ」「つま先立ち歩き」「自閉的視行動」「カタトニア」などの行動は，2歳台初めの段階ではいまだ可塑性の高いものであることが示唆されるが，その萌芽的段階は1歳台において事例2（55頁）ですでに認められている。それは不安な状況に置かれても逃げることもできず，かといって誰かにしがみつくこともできずにただ茫然と立ち尽くすしか術がない状態にあるからである。

❖**事例23　2歳10ヶ月　男児**

知的発達水準　中等度精神遅滞（DQ47）
主訴　（他児の声を聞いたり，初めての場所に行くと）耳を塞ぐ。言葉の遅れ。
発達歴　胎生期，特記事項なし。満期正常分娩。生下時体重3,535グラム。生後4時間経ってから全身にチアノーゼが出現したため，大学病院に緊急搬

送されて2ヶ月半入院したことがある。始歩1歳3ヶ月。動きは活発である。これまで母はテレビをつけたまま寝ていたが，次第に子が音に対して過敏になり，静かなところを好むようになったので，寝る時にはテレビを消すようにした。2歳0ヶ月，「ママ」「パパ」などの言葉が出たが，やがて消失。今は意味ある言葉はほとんどない。「バ，バ，バ」程度の発声のみである。この頃少し人見知りが見られたが，母を求めるような後追いはない。当時から耳塞ぎが見られるようになった。母の記憶では初めて耳塞ぎが見られたのは，子どもを何かのことで注意した時であった。その時両親は「聞きたくないよ，と思っているのかもね」と冗談ぽく話していたが，それが頻繁に見られるようになったので，心配になってきた。今では店内のマイクの音声，テレビ番組「お母さんといっしょ」，他人の歌声などを聞いただけでも耳を塞ぐ。他に気になることとして，物をくるくる回すこと，強い偏食などがある。地域の療育センターで自閉的傾向を指摘され，毎週1回母子通園に通っている。センターの集団活動でもクラスの子たちの声に反応して耳を塞ぐため，母は通うことに躊躇している状態である。

SSPにみられる母子関係の様相

　①母子2人での来所。2人で入室するなり，子は両耳を手で塞ぐようにしながら動き回っている。けっして耳から手を離そうとしない。母に近寄った時だけは耳から手を離すが，離れるとすぐに耳に手をやっている。表情はにこやかで，仕草と表情とのあいだに違和感がある。それでも玩具に興味が引かれると，手を使って玩具を扱い始める。しかし，母が相手をしようと語りかけると，すぐに離れて耳を塞ぎ始める。

　②子は部屋の中をうろうろと動き回りながら，ずっと耳を両手の指で塞いでいる。部屋から出て行きたいようで，母にドアを開けるように要求する。まもなく子は窓を見つけると母の手を引いて抱っこを要求し，窓からの眺めを楽しむようになる。しかし，母はなんとか遊ばせたいようで子を遊びに誘って降ろしてしまう。明らかに子は遊びを嫌がっているにもかかわらず，母は子に「遊ぼうよ」と声を掛けている。

③STが入ってきても，変わりはない。子は母の手を引いて再び窓から眺めるが，やはり母は遊びに誘おうとする。子は耳塞ぎをすることで遊びを拒否している。何度も母にせがんで抱っこをしてもらい，窓の外を眺めているが，母は抱いているのがつらいのであろうかすぐに降ろして遊びに誘う。

④母が退室するのを子は耳を塞ぎながら見ていたが，まもなくぐずり始める。STが相手をしようとして近づくと，すぐに離れて壁際に座り込んでしまう。その間ずっと両耳を塞ぎ続けている。STがそばに座っていても，それを嫌がって逃げることはない。壁に背を向けてずっと座り続けている。時折，ドアの方をちらっと見て，母がいないかどうかを確認している。

⑤母が戻ってきて子に近づいて「見つけた」と言うと，子はすぐに立ち上がって母の手を引いて抱っこを要求する。子は窓から眺めようとするが，すぐに母は他のことをさせたくて，滑り台の方に誘って行く。子を滑り台の上に乗せると，子はためらいつつも滑ろうとする。しかし，滑らないように足でブレーキをかけている。なんとか滑ると，再び子は階段のところに行って登ろうとする。いざ登って立ってみると，躊躇しはじめて，母の方に手を差し出して降ろしてくれと要求する。そうかと思うと，降りたらすぐに滑り台のスロープの側から登り始める。子は滑り台に登っているにもかかわらず，母はそばのボールテントの方に気が移り，そこで遊びに誘い始める。子は母のそばに行くが，やはり気が進まなくて，ブロックのところに行ってしまう。

⑥子と向き合って相手をしていた母はスタッフに退室を促されると，小走りで出て行く。子は母の出て行く姿をじっと見ていたが，すぐにドアに寄って行き，両耳を塞ぎながら泣き続ける。弱々しい声で怒りはあまり感じさせない。

⑦すぐにSTが入ってきてなだめようと抱っこをする。その間もずっと耳を塞ぎ続けている。STがなだめようとすればするほど激しく泣き続ける。STが子を抱き寄せようとすると，子はのけぞって嫌がる。それでもSTは抱っこを続けて相手をしている。

⑧母が戻ってきて子を抱きかかえるとすぐに泣き方は弱まる。母はすぐに

第4章 2歳台の子どもの母子関係

ブロックの所に行って子を降ろし，ブロックを子に差し出して遊ばせようとする。先ほど泣き止みそうになった子は，再び激しく泣き始める。泣き止まないため，母もしかたなく抱き寄せるが，座ったまま相手をしている。母も子の怒りを感じて「怒っているんだ」と言いながら，ついに母は立って抱っこする。窓の所に連れて行って，窓の外を見せてやるが，子は泣き止まない。窓から外を眺めながらも，耳を塞ぎ，怒りのこもった泣き方が続く。

事例23のまとめ

　この子の最も印象的な行動は「耳塞ぎ」であるが，母子交流の様子を見ていると，子が明らかに抱っこをせがんでいるにもかかわらず，母は子を抱っこするのがつらい様子で，すぐに子を降ろして何かの遊びに誘いたがる。たとえば母に滑り台に誘われると，仕方なく滑り台に登るが，降りる際に歯止めを掛けて降りたくないという意思表示をする。そうかと思うと自分から滑り台にあがろうとする。でも登ったら途端に怖くなったのか，母に降ろしてもらいたがる。このように子は母の遊びの誘いに迷いながらも吸い込まれていく様子がうかがわれる。その一方で子が滑り台を自分から登ろうとする素振りを見せた途端に，母は逆に滑り台から離れて，そばにあったボールテントを扱い始めて，子を誘っている。子は誘われるようにして母のそばに寄って行くが，遊びには興味を示すことなく，他の所に行ってしまう。母は遊ばせようとするが，子が遊び始めると，他のことに気移りしてしまう。

　母は子をある遊びに誘いながらも，子がそれで遊んでいるとすぐに他の遊びに誘い始めている。ここに母自身にも強い「アンビヴァレンス」を見て取ることができるが，このことが母子双方の「アンビヴァレンス」を互いに強めているのが見て取れる。その背景として母が子の要求である抱っこをなぜかことさら受け入れることに回避的なことが大きく関係している。それがどのような母の歴史を反映しているものかはここではわからないが，「耳塞ぎ」の背景に，このような母子関係のズレに伴う強い欲求不満と「アンビヴァレンス」が大きく関与していることがわかる。

161

【解説】

（１）「回避的行動が進展したもの」において説明したように，「甘えたくても甘えられない」状態が常態化し極度に強くなると，安心感が育まれず，不安と緊張は増加の一途を辿ることになる。そこでは不安は知覚過敏を強め，それがさらに不安を強めるという悪循環を生む。情動と知覚双方とも過敏になっていくということである。このような状態にあっては，多くの知覚刺戟が彼らには侵入的で迫害的な色彩を帯びて映る。このような知覚刺戟の変容は，子に強い怯えを引き起こし，耐え難い苦痛なものとなる。それを少しでも回避するための対処行動として「耳塞ぎ」を観察することができる。これまで筆者が「知覚変容現象(28)」と称してきたものは，まさにこのような成り立ちのもとに現出してくる現象であると考えられる。

②外界刺戟に圧倒され，どうすることもできない──「カタトニア」，「昏迷」

❖事例11　2歳1ヶ月　男児（再掲，155頁）

❖事例17　2歳7ヶ月　男児

知的発達水準　軽度精神遅滞（DQ55）
主訴　言葉が出ない，発声そのものが少ない，表情が乏しく，対人反応も乏しい。
発達歴　2歳上に兄がいる。37週，正常分娩。泣き声が少なかったという印象がある。生下時体重3,100グラムほど。乳児期から抱かれることを好まなかった。のけぞったりすることが多く，とても抱きづらかった。1歳3ヶ月，

---

(27)　このような知覚体験をもたらす働きを担っているのが相貌的知覚である。脚注2（7頁）を参照。
(28)　「知覚変容現象」は筆者（小林，1993）が概念提起したもので，強い不安によって外界刺戟が変容し，侵入的，迫害的に感じられていることを推測させるような行動を呈する現象を指す。情動と知覚が不可分に深く関係していることを示す現象である。

始歩。1歳6ヶ月健診，言葉の遅れだけを指摘された。当時は，兄も言葉は遅く動きも激しかったので，あまり心配していなかった。しかし，名前を呼んでも目を合わせない。ビデオを見せていると，1週間でも飽きずに見ていた。とてもおとなしく，手がかからなかった。当時は頭をよく横に振っていた。今でも少しはするが，目の前で物を振って眺めていることが多い。気に入った座布団でおとなしく一人で寝ていることが多い。母の手を取って物を要求することはあるが，その他の時に母を求めない。食事の後，公園の砂場で遊んでいても，砂をコップから流してその流れる様をじっと見て楽しんでいるだけである。ぴょんぴょん飛び跳ねて楽しむなど，自分の身体感覚を楽しんでいるようである。マイペースで自分の思い通りにならないとかんしゃくを起こしやすい。母が家事をしていると，母のやっていることを自分もやりたがる。ブロックを並べて，指しゃぶりしながら眺めていることが多い。母が子の遊びにちょっかいを出してブロックをわざとずらしたりすると，かんしゃくを起こしてすぐに自分で直す。ブロックを手に取って，目の前で素早く動かしてじっと見つめている。ボールのやりとりにはまったく興味を示さない。公園では走り回るだけ。ブランコに乗せるとおとなしく，止まるまで座っている。物を見るとき，斜め見（自閉的視行動）しながらじっとしている。

SSPにみられる母子関係の様相

①母子2人での来所。もの静かな母で，子は入室するなり，周囲の様子を警戒するようにして眺めている。子は母のそばにたたずんでいる。声を発することはまったくない。

②母のそばから離れられない様子で，母の膝の上に手を置いてじっと立っている。時折母から離れようとするが，数歩進んだと思ったら立ち止まり周囲の様子をうかがうようにして警戒的な態度を示し，すぐに母のそばに戻る。しかし，母にまとわりつくわけではない。

③STが来ると母のそばではなく，STのそばに寄ったり，そうかと思うと母の所に戻ったりと，気持ちが揺れ動いているのが見て取れる。母のそば

にいても床に目を落としてじっとしているなど，不自然な動作が多い。

　④母が退室すると，後を追うことはなく，母が座っていた椅子のそばにずっと立ち尽くし，ついには椅子の下に目をやる。そうかと思うと床に顔を伏すという不可解な行動をとる。

　⑤母が戻ってきても，母の存在よりも周囲の様子が気になって仕方がないのか，STを目で追ったり，周囲をキョロキョロ見渡している。母はさかんに手遊びなどに誘っているが，子はまったく乗ってこない。なおも母は働きかけているが，子は仕方なく相手をしている感じで，周囲をキョロキョロ見渡す状態が続いている。

　⑥母が退室して一人ぼっちになるが，母を追うことはなく，母の座っていた椅子の下を覗いたり，床に座ったまま周囲を見渡している。非常に警戒的な様子である。

　⑦STが入ってきても周囲の様子をうかがっていて，まったく声も発さない。

　⑧母が入ってくると，ドアが開いた音にびっくりしたのか，思わず母から遠ざかっていく。そのあとも母に接近することはなく，怯えた表情が続き，周囲への警戒的な態度が続く。1分ほど経つと，母に恐る恐る近づき，母の膝に触るが，周囲の様子が気になって仕方がないようで，母が指遊びに誘っても乗ってこない。それでも子は母をじっと見つめて母の動きに合わせて動く様子がみられる。

事例17のまとめ
　子は周囲に対して警戒的構えが強く，心細いにもかかわらず，母のそばに居ながら頼ることはできず，周囲に圧倒されるようにして立ち尽くしている状態である。STにも母にも近寄れず，椅子の下を覗いたり，床に目を落としたりと，極めて不自然な行動を取っている。母が不在になると，警戒的な構えはさらに強まっているが，母が戻ってきても，母がドアを開けたときの音にびくつくなど，知覚過敏と恐怖心が異常なほどに強い。周囲の刺戟に圧倒されながらも，誰にもすがりつくことのできない状態である。

このような深刻な事態が2歳台で出現していることは信じられないほど衝撃的な内容である。周囲世界の変容によって何か大変なことが起こるのではないかという底知れない恐怖に襲われていることが想像できる状態である。

【解説】

人間も動物と同様，危機的事態に陥った際には，敵と闘うか，それとも敵から逃げるか，どちらかの道を選ぶことで自分の身を守ろうとする。いわゆる〈闘争－逃走〉反応が引き起こされる。しかし，ASDにおいては，頼ることのできる他者の存在を身近に持たないことから，常に不安と緊張に晒された状態に置かれる。このような事態がさらに進行していくと，周囲世界が自分を圧倒するかのように侵入的，迫害的に映り[29]，彼らは常に外界に対して臨戦態勢を敷かなくてはならない。しかし，自分の身を守る術を知らない彼らは敵に対して闘うことも逃げることもできない事態に追い込まれていく。このような極めて深刻な事態に置かれると，「昏迷」に陥ったり，立ち尽くしてまったく身動きのできない状態に陥っていく。「カタトニア（catatonia）[30]」として知られている状態がこれに該当する。

「昏迷」や「カタトニア」は，これまで精神病理学の世界で，精神病状態において出現する病態としてよく知られてきたものである。ここで述べている反応は，コンラート（Conrad, 1966）のいう「トレーマ（trema）」や「妄想気分」といわれてきたものに該当するとも考えられる。

---

(29) このような極度に不安な状態にあると，外界の相貌性が変容して映るのは，相貌的知覚といわれる原初的知覚（脚注2（7頁）を参照）の働きに依っている。このように相貌的知覚（physiognomic perception）（Werner, 1948）は，生命をもたないものに対してまるで生き物であるかのように知覚するという特徴をもち，未開人に特徴的に捉えられるとされている。アニミズムにも通じる知覚特性である。

(30) カタトニア（catatonia）は，緊張病とも訳され，統合失調症の一亜型とされている。精神運動興奮と昏迷（意識は保たれているにもかかわらず，身動きひとつできない状態）を繰り返す。昏迷状態において特徴的な症状としてカタレプシー（catalepsy）や蝋屈症が良く知られているが，類似の病態が青年期・成人期のASDにもみられることがウィングとシャー（Wing & Shah, 2000）の報告以来よく知られるようになり，両者の関係に注目が集まっている。

このような反応は，これまでの対処行動とは質的に大きく異なり，通常は想像することも困難なものである。それほどまでに彼らは安心感のない極度に強い不安のある事態に置かれていることも考えていかなければならない。

2　2歳台にみられる「アンビヴァレンス」の様相

1歳台では子どもたちの「甘えたくても甘えられない」ための反応において，不安と緊張が第三者の目にも比較的わかりやすい形で表現されているが，2歳台の事例を通覧した時，強烈に印象づけられるのが「アンビヴァレンス」の表現型が一気に多様化の様相を呈してくることである。それはある意味では至極当然のことだともいうことができる。もしも「甘えたくても甘えられない」状態に置かれたならば，子どもたちはどのような気持ちになり，母親に対してどのような行動をとるようになるか，その可能性を子どもの身になって想像してみるとわかるのではなかろうか。本書で列挙した内容の多くはまさにそのことを示している。この時期子どもたちは母親との間でいかに繊細な気持ちを抱きながら，「甘え」を巡っていろいろともがき苦しんでいるかということである。

本書で筆者が3歳になるまでの生後3年間の子どもたちの母子関係の様相を克明に描き出していく中で明らかになったことは，自閉症スペクトラムの子どもたちがわれわれの想像もつかないような世界で生きている存在ではなく，われわれと同じ地平でごく当たり前のように，われわれと同じ気持ちを抱きながら生きている存在だということである。このことが明らかになったのは，筆者の研究が従来の大半の研究者がとってきた行動次元での観察ではなく，「甘え」というこころの動きに焦点を当てたものであったからである。

では自閉症スペクトラムの子どもたちが具体的に「甘えたくても甘えられない」時にどのような反応を呈するようになるか，ここで改めてまとめてみることにしよう。

（1）対人回避的傾向から進展した対処行動

　自閉症という疾病概念が提唱されたのは，彼らに対人回避的態度が顕著であったからである。「自閉」という用語にはそのような意味合いが込められている。しかし，その対人回避的態度とも見える子どもたちの内面に焦点を当ててみると，さほど単純なものではないことがわかる。彼らは母親に対して「甘えたくても甘えられない」がゆえに，ことさら回避的態度を取っているということである。それはわれわれ日本人にとっては馴染み深い屈折した「甘え」としての「拗ねる」態度として表現することができる。

　筆者が1歳台の子どもたちの回避的行動をその気持ちの動きとともに捉え，「拗ねる」と描写することができたのは，母子関係の様相という視点から捉えることによって，子どもの行動の持つ意味が文脈の中で浮かび上がってきたからである。「個」の病理という囚われから自由になって初めて可能になったということである。

　ただここで注意しておかなければならないことがある。一般に「拗ねる」という屈折した「甘え」を示す「健常な」子どもたちを想像すれば，われわれは子どもの背後に強い「甘え」を感じ取ることは容易であり，そこには「拗ねる」という独特な表情や仕草をも認めることができる。それに比して，自閉症スペクトラムの子どもたちでは，屈折した「甘え」が表情に現れにくいため，そこに「拗ねる」という情動の動きを読み取って理解することは誰にとっても難しい。しかし，SSPの流れ全体の中で子どもたちの行動の意味を捉えようとすれば，そこに「拗ねる」というこころの動きを見て取ることはさほど困難ではない。

　一般に彼らが「自閉的」と感じられるのは，このように回避的構えがとても強いことが大きな要因となっている。多くの場合，その背後に動いている「甘え」に周りの者が気付くことが難しいことによって，次第に彼らは自らの不安や緊張を緩和するため，孤独の中で多様な対処行動を取るようになる。

　第一に，相手から距離をとって直接的な関わりを回避する。しかし，母親の存在が気になり，何かに集中することはできない。そのため母親の存在を気に

しながら，一定の距離をとってそれ以上には近づかないという行動をとる。そのような子どもの行動は，われわれには「気移りが激しい」「多動」あるいは「落ち着きの無い」状態として映る。

第二に，母親に対する直接的な関与を回避し，自己充足的な方法で対処しようとする行動である。それは何かに集中することによって気を紛らわし，不安と緊張を多少なりとも和らげようとするための行動である。これまで「繰り返し行動」「常同反復行動」として捉えられてきたものである。

第三に，自分の周りの環境を極力変化の無い状態に保とうとする対処行動である。不安の強い（安心が得られない）状態に置かれると，周囲の知覚刺戟が子どもたちにとって不快で不安を駆り立てるような色彩を帯びたものになる。そのため，子どもたちは周囲の世界を極力変化のない状態へと保とうとする。われわれには些細と思われるような変化が子どもたちには強い不安を引き起こすからである。このような行動はこれまで「同一性保持（sameness）」などと言われ，自閉症に特徴的なものとされてきたものである。

第四に，常に他者に依存せず，関わりを回避していくならば，他者に依存することはできず，結果的に「過度に自立的に振舞う」ようになる。自分で思うようにならない時でも他者の力を借りることなく，あくまで一人でやろうとする。対人回避的で自閉的と印象づけられる行動を取るがゆえの必然的な結果として生まれたものである。

以上の内容を改めて眺めてみると，これらの対処行動はすべてASDの診断において中核的な症状として取り上げられているものであることに気づかされる。それはこれまで「自閉的な対人行動」，「常同反復的行動」，「強迫的こだわり」，「同一性保持」などと呼ばれてきたものである。

これらの行動特徴はこれまで一次的障碍として捉えられ，脳障碍との関連が強いものとして理解されているが，今回の研究によれば，母子関係において生まれた「アンビヴァレンス」という「甘えたくても甘えられない」心理状態によって生まれた行動であることがわかる。「甘え」に焦点を当てることによってこれらの行動はすべて一元的に理解できる。

（2） 母親との関係を求めるための対処行動

　先に取り上げた対処行動が対人回避的傾向から派生したものだとすると，ここで取り上げるのは，子どもの方から直接的に母親に何らかの関わりを志向しながら対処しようとする試みである。先の対処行動を内向的な反応とするならば，このような対処行動は外向的な反応であるということができる。この種の対処行動は母子関係をより一層複雑なものにしていくことになる。なぜならそれによって母親にも様々な反応を誘発することになるからである。それは以下のような形を示している。

　なんとか母親の関心を自分に引き寄せようとして，相手の嫌がることをやろうとする。「甘えたくても甘えられない」子どもにとってはある意味では自然な反応だということもできるが，それはこれまで「**挑発的行動**」といわれてきたものに該当しよう。

　このような行動に対して用いられてきた「挑発的行動」という表現は，子どもの立場から捉えたものではなく，われわれ大人の視点から捉えたものである。子どもたちはけっしてわれわれを挑発して相手の怒りを引き出そうと企んでこのような行動を取っているのではない。あくまでその動機は「甘えたくても甘えられない」ために，相手の関心を自分に引き寄せたいという「甘え」に端を発したものである。つまり，「甘え」の問題を背景に生まれた「関係」の問題として捉えることが大切だということである。

　しかし，このような対処行動はあまり功を奏することはない。相手の嫌がることをやれば，相手の関心を引き出すことには成功しても，叱咤されることによって結果的には突き放される。すると子どもは再び心細さから不安に襲われる。それがさらなる相手の関心を引き出すための「挑発的行動」を誘発する。このようにして母子関係の悪循環は進展していくことになる。思春期以降に頻発する行動障碍の多くはこのような関係の悪循環によってもたらされたものである。将来的に悲惨な結果を生む対処行動である。

　ついで取り上げたいのは，先の「挑発的行動」が直接相手に向けられた行動であるのに比して，相手の関心を自分に引き寄せようとする点では同じ目的を

持つが，行動としては直接自分に向けられたものがある。それが注意喚起行動としての「自己刺戟行動」である。

「自己刺戟行動」も先の「挑発的行動」と同様，あまり功を奏することはない。時には，相手から痛いでしょうと同情の念を示されることはあっても「甘え」そのものが受容されることは期待できない。相手からは制止されたり，禁止されることになる。すると子どもは当初の意図が達成されず，突き放されることによってより一層心細さは強まっていく。その結果，「自己刺戟行動」はより一層激しいものになっていく。「自傷」と称されてきたものは注意喚起行動としての「自己刺戟行動」が発展したものとして捉えることができるのではないか。このような「自己刺戟行動」は情動負荷を軽減する働きをも担っていることから習慣化しやすいということができる。

（3） 母親の顔色をうかがう行動が進展した対処行動

母親の顔色をうかがうという「変態的な依頼関係」にあって，子どもたちがなんとか母親との関係を維持しようとして試みる対処行動は，その深刻さの度合いからいくつかに分けることができる。

第一に，「甘えたくても甘えられない」子どもがなおも母親との繋がりを求めようとする際に，最も穏便な解決方法は，相手の意向に沿って行動することである。相手の怒りを引き起こすことなく，相手も喜んで受け入れてくれるからである。その典型的な対処行動が「良い子になる」ことである。相手の期待に沿うことによって自分の存在を認めてもらおうとする試みである。

このことを筆者に最も印象づけたのは事例18（98頁参照）である。一人ぽっちになって心細いにもかかわらず，泣かずに我慢していたことを母に認めてもらいたいがために，母が差し出したハンカチを自分で取り上げ，母の鞄に仕舞い，自分から拍手をして母にもそれを要求しているのである。あまりにも幼気（いたいけ）な子どもの振舞いである。

第二に，先の相手の意向に従うことと近縁の反応ではあるが，相手の意向が読みにくい場合，子どもはたじろぎ，どう対処すれば良いか困惑が強い。そこ

で相手の意向を常にうかがいながら，相手に気に入られようと懸命に振舞うようになる。それが相手に「取り入る」，「媚びる」，「当てつける」，「見せつける」などと表現できるような言動である。このような対処行動はわれわれには演技的色彩を帯びて映りやすいが，子どもなりの母親との関係を維持しようとする懸命な「もがき」として捉えることができる。

　第三に，「良い子」になることが，自分なりの能動的な対処行動であるとするならば，次に問題となるのは，自分の欲求や意思を全面的に押し殺し，相手の思いに「過度に従順に振舞う」ことである。その結果相手の思いに翻弄されることになる。母親の価値観に引きずられるようにして母親の誘いに乗せられていけば，このような結果を生む危険性が高まる。それほど子どもは無力な存在だということである。このような対処行動がいかに痛々しいものかは誰でも想像できようが，われわれが特に問題としなければならないのは，それが後々深刻な自我障碍をもたらすからである。

（4）　明確な対処法を見出すことができず周囲に圧倒された状態

　常に強い不安に晒されている子どもたちにとって外界刺戟は非常に侵入的に映るため，時に刺戟を遮断すべく「耳を塞ぐ」行動に出る。ムンクの絵画「叫び」を連想させるものである。

　そして最後に，最も深刻なものは，自分なりの効果的な対処行動を見いだすことができず，周囲に圧倒され，なす術を無くしている状態にある場合である。強い困惑が生まれ，茫然自失となっていく。そこでは周囲の刺戟が子どもたちにとって圧倒的な力を持って侵入的あるいは侵襲的に映り，迫害的な不安に襲われていることが想像できる状態である。そのため，彼らは自分でその場から逃げることも，誰かに助けを求めることもできない。まさに全身が凍り付いたような状態を呈するようになる。それは精神病理学的には「カタトニア」と称される病態と同質のものだと考えられる。

　この種の行動は，先ほどまでに取り上げた種々の対処行動と同列に取り上げることはできない。精神病的反応とはまさにこのような状態ではなかろうかと

推測されるのである。

（5） 母親も負の循環に巻き込まれることによって多様な反応が引き起こされる

　これまで子どもの対処行動を中心に述べてきたが，このような子どもの対処行動を引き出した大きな要因として，母親が子どもの行動に対してどのように応じたか，その在り方が子どもの行動を規定していることも忘れてはならない。そしてそれと同時に，子どもに対応している母親自身も子どもの対処行動によって，様々な行動を誘発されているという側面もあるのである。そこに「関係障碍」として捉えることの重要性がある。関係障碍はさらなる負の循環をもたらし，子どもの「アンビヴァレンス」はさらに亢進していくとともに，母親自身にも同様の心理的葛藤が強まっていく。子どもの対処行動が複雑化していくとともに，母親の方にも同様の変化が起こってくることを同時に考慮することが大切だということである。

　母原病などとも称されていた過去の心因論的な考え方の最大の問題点は，現時点での母親の性格や子どもへの関わり方の特徴と子どもの病態との関係を短絡的に関連づけ，直線的因果論でもって結論を導きだした点にある。

　本書で筆者が取り上げている「関係」の視点からとらえていけば，現時点での母子関係の様相や母子双方の行動面の特徴は，生誕直後の母子の関わり合いの中で何らかのねじれが生じ，最初のボタンの掛け違いがその後に生まれた負の循環によって深刻な「関係障碍」を呈するようになっているということである。したがって，治療者に求められるのは，そこで生まれた関係の病理を見極め，それに沿った治療戦略を生み出すことである。そのことを考える上で，今回の研究結果は重要な示唆を与えてくれる。それは子ども個人，あるいは母親個人に特化した治療を志向するのではなく，子どもと母親の「関係」の問題の在り方を見極めながら治療を考えていくということである。

第5章
3歳台以降の子どもの母子関係

1　SSPからみた母子関係の様相

　これまで生後3年間における自閉症スペクトラムにみられる母子関係の様相を見てきたが、その中でわかってきたことは、この3年間、その中でもとりわけ2歳台において、「アンビヴァレンス」に基づく自らの不安や緊張をなんとか自分なりに和らげようとする試みが16例すべてにおいて各自各様に認められるようになるということである。さらに驚かされるのは、そのような彼らの対処行動は、これまで児童精神医学界において症状や障碍として記載されてきたものだということである。それはすなわち、本書で筆者が論じてきたことは、これまで児童精神医学界で症状や障碍として捉えられてきた病態が母子間の関わり合いの中でいかにして生起してきたか、その過程を明らかにしたものだということを意味するといってよい。

　次いで検討すべき課題は、その後の3歳台以降、彼らが見せた対処行動はどのように変容していくかということである。3歳台16例、4歳台13例、5歳台2例の中から代表的なものを取り上げながらそのことについて論じることにしよう。このことによって、これまでASDの診断が確定するとされてきた3歳台の病態が、それ以前の生後3年間のどのような過程を経て生起したものであるか、その全容に肉薄することができると思われるからである。

（1）「アンビヴァレンス」が表面に現われづらくなり，対処行動も多彩になる

❖事例33　3歳4ヶ月　男児

知的発達水準　中等度精神遅滞（DQ41）
主訴　言葉が消えてほとんど出ない。
発達歴　妊娠37週に正常分娩で出産。出生時体重2,730グラム。栄養は母乳による。頸座3〜4ヶ月。始歩1歳0ヶ月。発語7ヶ月。現在トイレット・トレーニング中。乳児期には人見知りが強く，1歳を過ぎても続いた。自分の思い通りにいかなかったり，母が不在だったりするとかんしゃくを起こし，大泣きをすることがよくあった。6ヶ月頃から夜中に起きるようになり，1歳6ヶ月頃からは，夜中に起きだして，一人遊びをするようになった。それは現在も毎日ではないが続いている。7ヶ月で言葉（「ママ」）を話し始め，1歳3ヶ月で二語文を話していたが，1歳9ヶ月で言葉は消失した。現在は，喃語のような声を出すが，言葉にはならず，有意語は全くない状態である。子は，3人兄弟の真ん中で，弟が生まれた直後の，1歳6ヶ月頃から急速に退行し，変わった行動をとるようになった。ものを舐める，かじる，高いところへ登る，くるくる回る，パターン化した行動をとるなどである。また，スキップをするように，飛び跳ねて歩くようになった。兄弟がいても，興味を示すことがない。兄とは全く遊ばず，一人遊びをしているか，ビデオやテレビを見ていることが多い。弟がいても，そこに物があるくらいにしか思っていないように感じられるほど関心を示さず，弟に関わる時といえば，玩具やおやつを取り上げる時くらいである。1歳6ヶ月健診で，心理士が指差しをさせようとしたが，ミニカーいじりに没頭して，期待された反応が見られなかった。その後，地域の療育センターで担当医から軽い自閉傾向の疑いを指摘された。2歳4ヶ月，障害児の療育を週3回受けるようになった。療育センターから筆者への紹介で今回の受診となった。

SSPにみられる母子関係の様相
　①母は優しそうな語り口調で子に接しているが，その優しさにはどことな

くぎこちなく大仰な印象で，子との間で心地よい雰囲気は生まれない。

　②部屋の中をうろうろと動き回っている。母は椅子に座って時折声をかけたり，子が手にした玩具を持ってくるように指示したりしているが，子はまったく聞く耳を持っていない。マイペースな動きである。動き回っている時に甲高い声を発しているが，それは不快な感じのする声で，苛立っているのがわかる。母は子がボールを扱い始めると，「ボールちょうだい」と声をかけるなど，自分の方に子の関心を引き寄せようとする。ブロックのところに行ってはブロックを2つほど手にとって重ねようとするが，うまく積み上がらない。母は声をかけるけれどもそばに寄って手助けをするわけではない。子も視線を母からそらすようにして他所に移している。

　③STが入ってきても特に変化はなく，マイペースな動きに終始しているが，時折母の存在を確認するように一瞥することがある。子が床に置かれた玩具を手に取り，口の中に入れようとすると，母が「口にいれないのよ」とすぐに注意するが，子はまったく無視するようにして振舞っている。しかし，執拗には口の中に入れていないですぐに取り出している。まもなく机の上に乗って，沢山の小さな玩具を手に取り，一つひとつ確かめるようにして口の中に入れては出している。相変わらず無表情で変化はない。

　④母の退室にも無反応。机の上にすわり，ガムを口に入れては出すことを繰り返す。小さなボールを口に入れたので，STが危険を察知して子に取り出すように口の前に手を差し出すと，すぐに口から吐き出す。それでも他の玩具をすぐに口に持っていく。

　⑤母が入室して，STと入れ替わる。母が子に近づいて子に語りかけると，部屋を出て行こうとしているSTの方をじっと見ている。同時に母を回避するようにして玩具を口の中に入れている。母がそれを取り上げると，再びその玩具を自分で取り戻す。動き回り始めて，滑り台に行って登る。滑り台を一人で滑り，母は前方に座って相手をしている。滑り終えると母は「上手にできたね」とほめて頭をなでるが，子はまったくそれには頓着せず，再び滑り台に登り始める。母の働きかけにうれしい反応は見せないが，声には機嫌

の良さそうな響きを感じさせるものがある。

⑥目の前の母が退室するにもかかわらず，まったく目で追うこともなく，眼中にない感じである。STに対する態度とは大きく異なる。マイペースで淡々と遊んでいる。ただ，クルクルスロープに車を乗せては滑って行くのをじっと見つめ，その遊びを繰り返している。

⑦STが入室してドアを閉める音がすると，ちらっとドアの方を見て確認し，すぐにクルクルスロープ遊びの方に再び視線を移して遊びを再開する。STが車を一つ差し出すと子は手に取るなど，STの働きかけには応じている。母に対する態度とは明らかに違うのがよくわかる。

⑧母とSTが入れ替わると，子は母を無視するようにして，出て行こうとするSTを目で追い続けている。クルクルスロープで遊んでいる子に対して，母は小さな玉を自分で転がしている。（子があまりに自分を無視することにしびれを切らしたのか）それまで斜め前にいた母が子の正面に移動して相手をする。すると途端に子は車を口に入れ始めた。それを見て母は「（食べても）美味しくないよ」と言って止めさせようとする。それでも子はなおも口の中に入れようとする。そんなやりとりがあった後には再びクルクルスロープで車を滑らせ始める。その後，クルクルスロープで車を滑らせている最中に，母は車の通り道に手を差し出して，いたずら心からか車が降りてくるのを妨げる行為に出る。さらに，母は子にいろいろと付き合いながら語りかけているが，子はことさら母の言動を無視するように視線を他所に向けたりしていて，母子間でまったく交流は成立していない。

事例33のまとめ

一見すると好き勝手に動き回り，母がいくら相手をしようとしていても，聞く耳を持たない多動な子であるように見える。しかし，母に対する態度とSTに対する態度との違いを比較すると，明らかに母に対してことさら無視するような態度を取っていることがわかる。

口の中にさかんに玩具を入れる行動が目に付くが，その行動の意味を考える上で印象深いのは次のエピソードである。

⑦から⑧にかけて一貫してクルクルスロープで一人繰り返し遊んでいるが，⑧で母がそこに戻ってきて斜め前で相手をしていた。しばらく子の反応がないことにしびれを切らしたのか，子の正面に移動して相手をし始めた。すると子は手に持っていた車を口の中に入れ始めている。母は「美味しくないよ」と言い聞かすように止めさせようとするが，子は母の言うことを無視して続けている。それまで母を無視するようにしてクルクルスロープを繰り返していたにもかかわらず，母が自分にさらに接近してきたことに脅威を感じたのであろう。それが誘因となって物を口の中に入れ始めている。子は母に注意されることを予期して，母の関心を引くためにことさらこのような行動を取ったのではないか。その意味では「挑発的行動」として捉えてよいものである。⑦⑧の場面で繰り返し行動を続けているのは，不安と緊張が高まっていることに対する子なりの対処行動であろうが，さらに「挑発的行動」が誘発されたのは，母がさらに自分に接近したため不安と緊張がより一層高まったからではないか。「挑発的行動」がなぜ生起するのかを考える上で興味深いエピソードである。

　母に対する子の態度と比較した時，STの前で思わずボールを口に中に入れた際にSTがびっくりしてボールを吐き出すように指示すると，すぐに口から出している。母に対する態度と違って素直に応じている。その差が歴然としている。このことからも子が母を意図的に無視するような態度を取っているのが見えてくる。そこに「拗ねている」子どもの気持ちを見て取ることもできるのである。

　⑤で母が入室してSTが入れ替わって出て行く際に，母が子のそばに寄ってきて語りかけると，子は途端に部屋を出て行こうとするSTの姿をずっと目で追いかけている。そして，STが部屋を出て姿が見えなくなると，元のように子は目の前の母を無視するようにして玩具の方に視線を移している。1歳台の事例に顕著に認められた「アンビヴァレンス」がここでも明瞭に確認される。このことは，加齢を経ても「アンビヴァレンス」がこのような対人反応として生き続けていることが示されている。

このように見てくると，子の「多動」とも思える行動は，母との関係の中で必然的に生起している行動であることがみえてくる。常に母との距離を取りながら動き回り，時には母を無視するような態度で，時には母とのねじれた関わり合いを持つために「挑発的行動」を取ったりしているのである。

　このような母に対する挑発的行動は子の母に対するなんらかの自己主張ともいえるが，子の挑発的行動によって引き起こされている母の苛立ちと怒りが伝わってくる。そこには母子間の悪循環がかなり進行していることが見て取れる。

❖事例36　3歳4ヶ月　男児

知的発達水準　中等度精神遅滞（DQ36）
主訴　言葉の遅れ。
発達歴　1歳健診，言葉がない。指差しもできない。母は仕事をしていて，さほど心配していなかったが，いろいろと本を調べるうちに自閉症ではないかと思うようになった。2歳5ヶ月，実家に帰った時に，近くの療育センターを受診したら，自閉症といわれた。現在，気になる行動として，玩具の車のタイヤをとって見たがる，くるくる回転する物を好む，おむつがとれない，他家に平気で入ってしまう，音（バイクの近づく音など）を怖がる，紙を細かくちぎるなどがある。

SSPにみられる母子関係の様相

　①母，祖母，姉の4人で来所。姉と子は入室するなり，活発に玩具を使って遊び始める。しかし，しばらくすると母と祖母が筆者と話し合っているところに子は近寄って，そばでごろんと横になるなど，遊びに集中できない様子である。

　②（同伴の祖母と姉が退室し，母子2人になる。）母は活発に子を誘うようにして，子にボールを投げて見せたり，滑り台の上からボールを転がして見せる。それを見ていた子は時折飛び跳ねるようにして反応している。母は子

が喜んでいるのであろうと，さらに積極的に遊びを見せては子にも転がしてみるようにボールを差し出す。子はボールを受け取って滑り台から転がすが，自分から積極的にボールを転がしているというよりは，母に言われたから仕方なくそうしているように見える。まもなく床に寝転がって，ボールを転がすことは二度とやろうとはしない。

　③ST が入ると，母が滑り台の上からボールを転がして見せる。子はそれを見てやり始め，夢中になっていく。母もうまく相手をしている。ST が入ることで母子 2 人の間の緊張が多少とも緩んだように感じられる。

　④母は「パパのところに行ってくるね」と告げて退室する。するとすぐに子は後を追い一緒に出ようとする。自分だけ取り残されるとすぐに地団駄を踏んで泣き始め，怒りを表す。そのため 1 分ほどですぐに母に戻ってきてもらう。

　⑤母が戻ってくると，すぐに泣き止むが，母が手を差し出して相手をしようとしても，子は母の方に行って抱かれようとはしない。母はすぐに子がたらした鼻水が気になり，ティッシュ・ペーパーをバッグから取り出して拭いてやる。その後，子は一人でトランポリンで飛んでいるが，母が誘うと母子一緒に遊び始める。しかし，子は楽しくないのであろう，マットに横になって寝転んでしまう。しかし，母はそのような子の様子を気にも留めず，自分のペースで遊びに誘い続ける。子はついに泣き始める。母は子をなだめることもなく，自分のペースで相手をし続けるため，子はさらに激しく泣いて母を求めるようになる。

　⑥子が泣いていたが，スタッフの指示で部屋を出て行く。母が出てドアを閉めると，子はすぐにドアの方に行き，激しく泣いている。母にはすぐに戻ってもらう。

　⑦激しく泣いたために省略。

　⑧母は戻り，「ごめん，ごめん」と言いながら子を抱っこするが，すぐにソファに座ってしまい，他の遊びに誘い始める。その結果，子はマットの上に寝そべってしまう。母のペースで遊んでも楽しくないのか，一人マイペースでミニカー並べに没頭するしか術がない様子である。

事例36のまとめ

　母は積極的だが自分のペースで子どもを強引に巻き込む遊び方がとても印象的である。子どもはそのペースに否応なく応じざるをえないのであろう。母の遊びの誘いにはっきりと拒否したり嫌がったりすることはない。しかし，母の誘いに少しつき合うことはあっても楽しめないため，すぐさま床に寝転がって「拗ねる」反応を見せている。それに対して母はそのことを気に留めることはなく，自分のペースで快活に遊びに誘っている。そんな母に対して子どもは自分から何をしてほしいと要求することもできず，母の意のままに翻弄されている状態である。それから回避するために子どもが取る数少ない行動が，ミニカーを一列に並べるといった「限局した」「常同的な」遊びに没頭することである。

　④と⑥で母子分離の際に，子どもは激しく泣き叫んで不安を訴えているが，母子再会になると途端に泣き止んでいる。それはけっして不安が治まったことからくる反応ではない。母と一緒にいても自分の欲求が満たされることはなく，母のペースで動かされている感覚が強いのであろう。激しい泣きは，母を求めての反応というよりも，一人ではどうすることもできず，かといって母と一緒にいても満たされないということからくる，分離不安よりもさらに深刻な不安によって引き起こされたものではないか。

❖**事例37　3歳6ヶ月　男児**

知的発達水準　軽度精神遅滞（DQ50）
主訴　言葉が出ない。一人遊びを好む。
発達歴　38週，帝王切開にて出産。生下時体重2,728グラム。人工栄養。乳児期，哺乳瓶でミルクを飲ませたらすぐに慣れ，母乳は要求しない。抱っこやおんぶも母に要求しない。父には抱っこを要求する。口の周りに何かがついているとすぐに取りたがるような神経質なところがある。化粧箱や缶などをきちんと立てたり，横に並べたりする。音に敏感で，ダンプカーやトラッ

クのクラクションの音を聞くと酷く驚く。8ヶ月，往来でバイクのクラクションの音にびっくりして激しく泣いたことがある。机の上で小刻みに指を叩く。金属類を口へ入れたがる。偏食はあまりない。睡眠については，父の帰宅が遅いせいもあって夜寝るのが遅い。言葉が出ない。一人遊びが多い。母が手をかけようとすると嫌がる。

SSPにみられる母子関係の様相

①両親同伴での来所。優しそうな父で，母とともに筆者の説明に熱心に耳を傾けている。子は一人で滑り台に登っては上に立って両親の様子をうかがっている。一人では滑ることができず，階段を下りてしまう。しかし，未練があるのか再び階段を登って行く。そして再び降りるが，また登ろうとする。手を貸して欲しい様子だが，それを主張することはない。

②話し合いが終わった後，父は退室し，母だけが残って子の相手をし始める。滑り台に登った子を見て，母は滑り台の下で待ち構えているが，子は滑ろうとせず，母に背を向けて階段から降りようとする。しかし，それもできずに戸惑っている。すると，母はそばにあったパンチング・ドールを手に取ってさかんに叩いてみせては子の興味を引こうとする。子はそれに対してまったく興味を示さないが，それでも母は一所懸命になって誘っている。子はずっと滑り台の上に立っているだけでどうしてほしいか一切要求することはない。そんな子に対して母はなお働きかけている。こんな調子で両者の間でやりとりは生まれない。

③STが入室してそばに寄って行くと，子はそこで初めて恐る恐るではあるが，背を向けながら不自然な姿勢で滑り台を降り始める。ぎこちない腹這いの姿勢で途中引っかかりながらも一人で降りる。その後，他の遊びを見つけようとして机のそばに寄って行くが，母がそれに付いて行くと，子は反対方向に戻って滑り台に近づく。しかし，滑り台の方には行かず，今度は手洗い場に行ってその上に一人で登り始める。母はそれを見てすぐに止めるように働きかける。子はSTのそばに寄って行き，STの手を取って遠慮がちに一緒に遊んでほしそうな仕草を見せる。母が遠くから様子を見ていて声を掛

ける。すぐに子はSTから離れて，母の方に近寄って抱きつく。母はしばらく抱っこをしているが，子の表情はけっしてうれしそうではなく，身体はだらりとした姿勢で身を寄せている。その時子の視線はSTの方を見ていて，STへの未練があるような表情である。母がすぐに降ろすと，子はドアに寄って行き，ノブを取ってドアを開けようとするが，一人では開けることができない。この時初めて母の手を取って開けるように要求する。母は駄目だといって要求を拒むと子は激しく泣き始める。そこで母は子を再び抱っこする。

④母に抱っこされていたが，時間がきたので，STが代わりに抱っこをして，母に退室してもらう。するとすぐに子は母を求めて激しく泣き始める。先ほどまで母から離れるようにしてドアを開けて外に出ようとする要求を示していたにもかかわらず，母が不在になった途端に激しい泣き方で，地団駄を踏んで訴えるほどである。激しく泣き続けていたが，STが相手をし続けた。

⑤3分ほどして母がドアを開けて入ってくる。するとドアのそばで泣いていた子は，母の方に寄って行くかと思いきや，母の脇から外に出て行こうとする。母は子を抱き寄せるようにして抱っこすると，子は足をばたつかせていたが，まもなくおとなしくなって抱かれる。20秒ほどで泣き止んでしまう。母に抱かれていても嬉しそうな様子はみられず，両足もだらりと下げたままで，母にしっかりとしがみついていない。いつまでもぐずぐずした状態が続く。母はしばらく抱っこをしているが，2分もすると机の上にあったこまごまとしたフィギュアを手に取って子に見せて誘う。子はそれを手で払うようにして拒否するが，それでも母はついでシーソーを動かして子に乗るように促す。子はいやそうな声を出しているのだが，母はしばらく続けている。幾度となく同じような誘いを繰り返す。

⑥母はずっと子を抱いていたので，スタッフが中に入って母に子を降ろして退室してもらうと，すぐさま子は激しく泣き始める。あまりにも激しく泣くので⑦を省き，20秒ほどですぐに母に戻ってきてもらう。

⑧母が戻って抱くと，子は不自然なほどすぐに泣き止むが，しばらくはぐ

第5章　3歳台以降の子どもの母子関係

ずっている。母は子にボールテントを見せては誘うが，子はそれを嫌がってぐずり続ける。すると今度はシーソーを見せて乗せようとする。子は一向に興味を示していないが，母はシーソーを揺らして誘っている。

　時間がきたので筆者が入室して終わりを告げる。まもなく父が入室してくると，子はすぐに母から離れて父に寄って行って抱かれようとする。父は抱き寄せようとするが，子はまもなく父からも離れて行く。それを見て母は「まったく現金なんだから」と呆れたような口調でつぶやいている。

事例37のまとめ

　おとなしく発語もまったくない子で，母に対して目につく要求も見せることはない。そのため子は何をしたいのか，してほしいのか理解することがとても難しい。

　②において，子は滑り台に登って滑りたいのであろうが，母と2人きりの時には上に登って立ったままの姿勢で降りることも滑ることもできない。しかし，③でSTが滑り台のそばに寄ると，途端に一人でぎこちない姿勢で怖々降りて行く。このことによって母に対して強い「アンビヴァレンス」が働いていることが見て取れるが，かといってSTに助けを求めることもしない。誰にも手助けを求めず「過度に自立的な態度」を取っている。さらに子は母を避けるようにして，ドアを自分で開けて出ようとする。それが不可能だとわかると，今度はSTに近寄って手を引き，一緒に遊びたい態度を示すが，母がそれに反応して声を出すと，母の機嫌を取るように，すぐにSTから離れて母に近寄って抱かれようとする。

　母との分離や一人になったときのあまりにも激しい反応は，母との分離によって引き起こされた不安というよりも，これから先何が起こるか予測のつかない恐ろしさに対する反応ではないかと思われるほどである。なぜなら最初の母との再会時，母に抱かれようとするのではなく，外に出ようとしているところに子どもの不安が分離によってもたらされたものとは異なることが示されているからである。一度経験した母との分離によって引き起こされた不安を避けるようにして，ずっと母に抱かれているが，そのことによって子

どもは安心することはない。そのことは，SSP が終了した直後に父が入室するとすぐに父の方に寄って行って抱かれようとしたことに端的に示されている。そんな子どもの様子に，母は「現金なんだから」と子どもに対する複雑な思いを吐露している。

この事例では，子どもは母に「媚びる」(148頁参照) ようにして抱かれようとしたり，そうかと思うと，ST に寄って行って一緒に遊ぼうとしたり，父の方に行くなど，誰からとなくその場その場で相手を見つけては寄って行くが，誰ともけっして満足のいくような関係を持つことができない。そんな子どものもがきが悲しいまでに見て取れる。

【解説】
3歳台になると，症候学的には典型的な自閉症症候群の病態が揃うが，そのことは裏を返せば，本書で取り上げてきた中心的な鍵概念である「アンビヴァレンス」が表面的には見え難くなっているということである。

ここに取り上げた2つの事例でも母親の前では「アンビヴァレンス」による「心細さ」や「不安」はほとんど表に現われていない。このことは，母親の側から見れば，子どもが何をどのようにしようとしているのか，あるいはしたいのか，その意図はますます掴み難くなっているということである。母親からすれば，どのように関わればよいのか，いよいよ困惑は強まっていくことになる。そうなれば，母親もそのような困惑に対して何らかの対処行動を取るようになるのは当然予想されることであって，その一つが子どものペースを無視するような母親の一方的な働きかけである。

ここで重要なことは，なぜ母親がこのような働きかけをしてしまうようになるのかを考えることである。SSP という特殊な状況で，母親は子どもに何とか遊ばせようと懸命に努力することが当然考えられるが，思うように子どもは反応してくれないことから母親の焦燥感や不安が高まってゆく。そのことにより子どもにとって母親の接近はより一層侵入的に映るようになる。そこに母子間の負の循環を見て取ることが大切になる。ここに「関係」という視点の持つ意義がある。

第5章　3歳台以降の子どもの母子関係

ついで特徴として浮かび上がってくるのが，子どもが周囲の大人たちをよく観察しながら，いかにその中で相手によっていろいろ態度を変えて自分の拠り所を探っているかということである。それは見ていて涙ぐましいほどの努力である。

母親との間で自分の欲求が満たされないと感じ取れば，回避的な態度を取るようになるが，母親との関係そのものを断ち切ることはできない。生きるために母親との関係をいかに維持していくか，そのようなもがきの中で，時には母親に「媚びる」ような態度をとってしまうことになる。それほど子どもは生きるために必死なのである。

（2）相手によって態度が変わりやすく，演技的な色彩が濃くなる

❖事例29　3歳1ヶ月　男児

知的発達水準　軽度精神遅滞（推定）

主訴　言葉が減ってきた。よく聞き取れない発声をする。

発達歴　4歳上に姉がいる。胎生期，周産期特記事項なし。満期正常分娩。人見知りも見られた。聞き分けもよく，知恵づきもよかった。1歳から1歳6ヶ月まで言葉はかなり出ていた。運動発達も早かった。9ヶ月，始歩。1歳少し前に始語。「オトウサン」「タータン（おかあさん）」「ネータン（姉ちゃん）」「いたい」「いや」「出て（出たい）」など。1歳4ヶ月の元旦に，急いで断乳した。すると数ヶ月してから玩具をかじるようになった。当時はご飯を食べる前に「ママ」「マンマ」と言い，言葉も少しずつ増えていた。しかし，1歳6ヶ月健診以後，発語もよく聞き取れない感じになり，「マ，マ，マ，マ，マ」「ダ，ダ，ダ，ダ，ダ」などと発声する。人見知りがなくなり，マイペースで行動するようになった。つい最近，母が育児で大変なので，父に相手をしてもらおうと思って，父に預けた。父が抱こうとすると，「出て行け！」とびっくりするほどはっきりとした口調で激しい乱暴な言葉を使った。2ヶ月前，ベビーカーに乗せていたら，動き出そうとするので，危ない

から乗せておこうとすると,「だいじょうぶ,だいじょうぶ」と大人がびっくりするようなことを言う。さかんに母の乳房を触りたがるようになった。頭を振って,嬉しそうに走り回る(自己刺戟運動)。嬉しくて興奮すると母に噛み付くようになった。

SSPにみられる母子関係の様相

①両親同伴での来所。入室すると子は途端に母におんぶをせがむ。おんぶされると,しっかりとしがみついて離れようとしない。母はそれでも無理矢理シーソーに乗せようとするが,子は嫌がってすぐにおんぶをせがむ。母も根負けしておんぶを続けている。子はちらちらと母の様子をうかがうようにしながらおんぶされている。母がなんとか遊ばせようとすると,嫌がってぐずり出す。ついに母が子を降ろすと,子は父を自分の方に引き寄せて遊びにつき合わせようとする。まもなく父に退室してもらい,SSPを開始した。

②子は一人で机の上にあるままごと遊びセットを黙々と扱っている。数メートルほど離れた椅子に座っている母は,子の名前を呼び,一人でソファの上に立とうとする子を見ては,「危ないよ」と声を掛けている。口では心配しているような態度を取っているにもかかわらず,なぜか椅子から立ち上がって子のそばに寄っていくことはない。そんな母の関わりに対して子は無視するような態度を取っている。2分半ほど過ぎると,子は母の手を取って机のそばに連れて行く。机の下に先ほど扱っていた玩具が落ちていたからなのだが,母に取ってほしいという要求をすることはなく,自分一人で机の下に潜って取りに行く。それを見ていて母は「危ないよ」と言うが,口先だけで実際には子のそばに行って助けることはない。

③STが入ってくると,母はSTに向かって挨拶し,話しかけている。STが学生であまりにも若いことに母は驚きを示すが,STに気を遣う態度のようにも感じられる。子は玩具を机の下に落としたので,自分から机の下に潜って取りに行くと,案の定頭を強く机に打ち付けてしまう。子は声を出して痛がることはないが,頭を自分でさすっているところを見ると,やはり多少なりとも痛かったのであろう。母は「痛い! 大丈夫?」と優しそうな声を

第5章　3歳台以降の子どもの母子関係

出すが，そばに行って頭をなでてやることはない。まもなく子は母の手を引っ張って机のそばに連れて行こうとする。すると母は隣に座っているSTを前にして，子に向かって「お姉さん（と一緒に遊んで）は？（お姉さんの方が）若いからいいんじゃない？」と言って，子の相手をSTに譲りたい様子である。そして，先ほど机の下に潜って頭を打ったことを思い出したのか，母は唐突に「痛かったね。よしよし」と言いながら，子の頭をなでてやっている。子は母の手を引きながら一緒に椅子に座るように要求するが，母は理由をつけて座らず椅子を机の奥に引いてしまう。再び子が机の下に潜って物を取ろうとすると，口では大きな声で「危ないよ！」と注意する。子がうまく机の下に潜って物を取ってくると，「そうそう」と言っているが，母の身体は一向に動かない。子がケーキを手に取って口に持っていくと，「美味しいですか」と優しそうな声を掛けているが，子はそんな母の関わりにまったくといっていいほど応じる気配はない。母は優しそうに振舞っているが，実際には子どもの動きに同調した動きはみられない。

④母がスタッフに促されて出て行く時，子は気付かなかったが，まもなく子は周囲を見渡してそばにいるSTを見て驚きの反応を見せるとともに，すぐにドアに近づきながら，「オワ，オワ」と奇妙な声を発しながら不安を訴え始める。（さほど強烈な不安の表出ではなかったが）STはすぐに心配になってドアを開けて子を外に出してやる。しばらくは外で母に会っていたが，子とSTの2人だけで室内に戻ってくる。しかし，子は先ほどと同じような奇妙な声を発しながら走り回り，次第に大声で泣き始める。

⑤子のあまりの激しい不安の表出に，母に短時間で戻ってきてもらう。母は「ごめんね」と謝りながら子を抱くと，子はすぐに泣き止んでしまう。その変化はあまりに不自然なほどに急である。1分20秒ほど経つと，子も降りたがるので母は降ろす。

⑥再びスタッフの指示で母は小走りに出て行く。

⑦子を一人にするのも心配なため，STがすぐに入って子のそばにつく。しかし，子は母が出て行くとすぐに気付いて周囲を見渡すなり，激しい声で

187

泣き始める。STの慰めや説得はまったく効果がなく，激しい怒りの表出で，痛々しさを感じさせるほどである。

⑧すぐに母に入室してもらうと，再びすぐに泣き止む。しかし，STがドアを開けて出て行こうとするのをじっと見ていて，出て行きドアを閉めるのを確認すると，再び思い出したようにぐずり泣きを始める。子はぐずりながら母の手を引いて歩き回っているが，母はどうしてよいか戸惑いながら，なんとか子を遊びの方に向かわせようとして周りの玩具に誘おうとする。まもなく子は母の手を引いて机のそばに行き，先ほどのままごとセットを扱い始める。子は母を連れてきたにもかかわらず，母を遊びに誘うことはしない。子が動き始めたので母も付き合うが，何かをしたいわけではなく，再び机の前に戻ってケーキを口にする。ケーキを手に持って周りを動き回ることはあっても，母がその間に椅子を片付けていると，子は戻って自分から再び椅子を引き出して座る。するとまもなく周りを見渡しながら母から離れて動き回るが，その際，つま先立ち歩きになっている。そして小走りに部屋の中を動き回り始めると，つま先立ち歩きはおさまり，母のそばに再び寄っていき，母の手を取る。母は何をしたいのか戸惑いながら付き合っているが，子は何かをしたいわけではないのであろう，再び机の前に戻って椅子に座る。SSP終了で筆者が入ってくると，それまで椅子に座っていたにもかかわらず，子は思い出したようにして母の背中にまとわりついて離れなくなる。

事例29のまとめ

子が母を遊びに誘っても母はいろいろな理由で（時には初めて顔を合わせたSTに向かって，お姉さんの方がいいんじゃないのと言ってみたり，足が痛いからと椅子に座るのを拒否したりして）付き合うのを避けがちである。子も母を遊びに誘いながらも，母がそばに来ると，相手を求めていないかのような態度を見せて，一人で遊び始める。母がいなくなると奇妙な声を出して不安を訴えるが，母が戻ると途端に不安が表面から消えていく。しかし，STがいなくなると急にぐずり始め，筆者がそばに来ると，ことさら母に甘えるようにして母の背中にしがみつくなど，周囲に人がいるかどうかによって，母

に対する態度が急に変わる。そのような態度は子がいかに周囲の人たちに対して気を使いながら振舞っているかを感じさせる。

　母子ともに相手に直接関わり合うことを回避しているが，その一方で双方とも関わろうとする姿勢も見せている。そこに両者がもつ強い「アンビヴァレンス」を感じ取ることができるが，それでもなんとか相手との関わりを持とうと互いに努力をしているのをひしひしと感じさせる。

　母は表面的には子に優しく声をかけて接しているが，子の思いを掴めず，どのように相手をしてやればよいか，困惑は強く，できれば回避したい様子がみえる。子は母をあからさまに無視するような態度を取りながら，父を求めたり，STを求めるなど，相手によって態度を変えて振舞っている。母の不在に対する激しい反応も，けっして母の不在による不安から生じたものとは思えない。母と2人でいると，父を求めて接近したり，そうかと思うと，筆者の前でことさら母の背中にまとわりついて離れようとしない。「媚びる」といってよい態度である。このような一貫性に欠ける態度に，子の周囲の大人たちの顔色をうかがいながら，子なりに必死に振舞おうとする思いを感じつつも，どこか演技的な印象を否めない。

　母子双方ともに強い「アンビヴァレンス」を見てとることができる。これも両者の関係障碍がより深刻なものになっている証ではなかろうかと思う。

❖事例33　3歳4ヶ月　男児（再掲，174頁）

❖事例37　3歳6ヶ月　男児（再掲，180頁）

【解説】
　この段階になると，母子双方とも困惑が非常に強くなる。母親は子どもに対して腫れ物にでも触るような態度を取るかと思えば，強引な態度で遊びに誘うなど，一貫性のなさが顕著になってくる。そんな一貫性のない態度を取る母親

の存在は，常々母親の顔色をうかがいながら生きてきた子どもにすれば，その出方を読むことがとても困難となることは容易に想像できよう。そうなれば，時と場合によって様々な対処行動を取らざるを得なくなるであろうし，相手に対してとにかく気に入ってもらうために「媚びたり」，「取り入ったり」することになる。さらに母親以外の大人である父親やSTに対する態度もどこかわざとらしく，演技的になっていく。しかし，それは明確に相手との関係を求めての行動ではないため，すぐに他のことに気が移りやすい。

その他，特に強調しておきたいのは，より一層「アンビヴァレンス」が強まったことによって，母子ともに相手に対する潜在化した怒りないし攻撃性がちらちらと顔を出していることである。事例33では，母親がわざと子どもの遊びを妨げるような行動を取って，子どもが戸惑っていると，それを楽しむようにして笑っている。事例29では，母親が机の下に椅子をしまうと，それを黙ってまた元に位置に戻している。これなど同一性保持の行動というよりも，母親のやることにことさら反抗的な態度を取っているように思える。子どもは母親に直接的に怒りを向けることはないが，潜在的な「怒り」の強さを感じさせるものがある。このような怒りや攻撃性が母親においては「抑うつ」へ，子どもにおいては「破壊的行動障碍」などにつながっていくことが危惧されるのである。

(3) 相手に対して距離を取りながら，妙に快活に振舞う――「軽躁状態」

先に述べたように，3歳台以降になると，不安への対処の仕方はより複雑な様相を呈するようになるが，ここで別途取り上げておきたいのは，これまで精神病理学的に軽躁状態と記載されていた病態の萌芽状態がこの時期に明確に認められることである。

事例27　3歳0ヶ月　男児

知的発達水準　境界域精神遅滞（DQ75）
主訴　食事を一人で食べることができない，集団の中できちんとした行動がとれない。
発達歴　妊娠中に特に問題はなかった。妊娠35週で出産。大変な難産で，子は仮死状態で出生。1週間ほど保育器に入る。黄疸のための光線治療も受けている。頸座4ヶ月，座位10ヶ月，始歩1歳4ヶ月。2歳までは順調に経過。2歳11ヶ月の時，某療育センターに子の発達について相談しに行ったところ，自閉症と診断された。その後，母が書店で筆者の書籍を見つけ，治療を受けたいと希望し受診。子は食事を一人で食べることがなかなかできず，母の言うことを嫌がることから，母の手におえないために，2歳8ヶ月から，保健所で紹介された食事をトレーニングするボランティアグループに週1回通っている。以前，トイレット・トレーニングを始めた時も，母の手におえず，母方の祖母がトイレに座ることを教えたという。その他，4種類の習い事をしており，それぞれ週1回ずつ通っている。

　母からみた子の気になる行動は，気持ちと裏腹なことをする，集団の中で落ち着かない，外出するとテンションが上がりっ放しで落ち着かない，語りかけるとオウム返しをする，難しいことはすぐに覚えるのに簡単なことができない，などである。母は子を学習塾や水泳教室，早期教育教室などに通わせている。父の話によれば，母は子が自分の言うことを聞かないと常々訴えているという。母はかんしゃく持ちで，子どもが自分の思うようにならないと，大きな声で当たり散らしたり，軽い暴力を振るうらしく，子どもは怖がっているのではないかという。

SSPにみられる母子関係の様相

　①母と入室。おとなしく母と一緒に立っている。筆者が母に挨拶をして話し始めようとすると，母は子に帽子を取るように指示する。子は帽子を取りながら，唐突に「ハナビ」と言う。筆者はすぐに壁に掲げられていた山下清

の絵画「(新潟の長岡の)花火」を見て言ったのだと気づいて褒める。2人になると，母は子に対して「待て，待て」と言いながら追いかけ始める。子は大きな声を上げながら嬉しそうに走り回る。

　②子は母のそばでミニカーを持ってきては，さかんに声を出している。しかし，子は一貫してマイペース。ずっとミニカーなどを手にとって遊んでいるが，母がそばにいてもまったくといっていいほど母の方に視線を向けることがない。母に背を向けてかなり離れたところで黙々と遊んでいる。一人で楽しそうに遊んでいるというよりも，母との関わりを避けているような緊張した雰囲気が感じられる。遊んでいる子に母はやさしそうな声を掛けているが，子は母の声掛けにもほとんど応答することはない。時に応答したとしても，視線は母の方には向けられず，ずっと玩具を扱ったままである。

　③しかし，STが入室すると，急変しSTの方にさかんに声を掛けて，自分が興味を持った玩具の名前を言ったりする。自分の興味を他者にも分かち合ってもらいたいという気持ちが感じられる。母とSTが並んで椅子に座っているが，子は母の方には寄りつかず，ボールを床に転がしながら，STの椅子の下に潜るようにしてボールを転がし続けている。STがボールを転がし返してやると，それまでとは違って不自然なほどに興奮して喜々としている。それを見ていた母が自分も一緒に加わろうとして「○○くん，いくよ」などと関心を引き込もうとするが，それには無視するかのようにして応答せず，それまでと同じようにSTのそばで興じている。母を避けているのがわかる。遊びそのものはさほど違和感のないものであるが，もっぱら一人で楽しんでいるために，どんどん一人で気分が盛り上がって喜々とした声も発するが，相手をしているSTはどこか一緒に楽しめない。

　④母が退室してもなんら目立った反応を見せない。母の方に視線を送ることもなく，まるで母の不在に気づかないようにSTとそれまで通り遊びに興じている。夢中になって遊んでいるようにみえるが，荒い息づかいをして一人勝手にトランポリンの周囲を回りながら喜々と興奮しているのを見ていると，STはそこに自然に加わることができず，そばで立って眺めるしかない

第5章　3歳台以降の子どもの母子関係

といった感じである。母と一緒にいた時よりも明らかに活動性は高まり，過覚醒を思わせる動きである。息を弾ませながら動き続けているところにそのことが端的に示されている。

⑤STと一緒にマットの上でミニ新幹線を走らせながらじっと見ている時に，母が入室し，STは退室。しかし，両者の動きにちらっと視線を向けることはあってもすぐに新幹線に目をやり，じっと堅い姿勢で新幹線を手に持っている。30秒ほどたつと他の玩具が欲しくなったのか，玩具箱の方に小走りで行くが，その際ため息のような声を発している。ことさら視線を向けないようにしているのではないかと思われるほどに母の方には頭を向けることがない。黙って椅子に座っている母からわざと遠ざかったところで同様に他のミニカーを扱い始める。その30秒後，母のそばに行ったかと思うと，背を向けてミニカーに目をやっている。一人でミニカーを手に持って滑り台に登り始める。その時一人で自分から登りながら「トントントン」とリズミカルに声を出している。そして，滑り台の上からミニカーを滑らす。滑る音がして，それまでの沈黙の空気が破られると，母はやっと声をかけ始める。ミニカーに飽きたようで，つぎにバランスボールを見つけて，それをトランポリンの上に乗せる。黙々と一人で何でもやろうとする。小さなボールを今度は滑り台の上から滑らせる。途中で咳払いを何度かしている。

⑥子が一人で滑り台に乗っている時に，母が退室する。子は母の姿を遠くから眺めていたが，なんら目立った反応は見せず，遊びを一人で続けている。他者がいようがいまいが，まったく関係ないかのように一人遊びに興じているように見える。しかし，STが一緒にいる時のような活発な動きや発語は見られない。

⑦STが入った途端に，それまで手に持って床で走らせていたミニ新幹線を持ちながら，遠くのボールのそばに行く。大きなボールのそばに行って，「これかな？」とSTに向かって突然語りかける。まるで待っていたかのようにSTにすぐに話しかけている。（場面③でSTのそばでボールをさかんに転がし，STがそれを受けて投げ返してくれていたのが印象に残っていたのであ

193

ろうか。）子の気持ちの中では母と一緒，あるいは一人で過ごしていた場面とはまったく異なった意識状態でSTとの関係が再び始まっている感じである。

　STは気を遣いながら控えめに相手をしているが，子は過剰に喜々とした反応を見せながら，いかにもうれしそうに興じている。見ているこちらもどこかそこに入っていくのを躊躇するような不自然さがある。

　⑧母が再入室して，STと交代。するとSTの入室時とは打って変わって，母の方に視線をちらっとは向けたにもかかわらず，すぐに一人でそれまでやっていた遊びを続けている。しばらくして母が相手をし始めると，少し興奮が高まっていく。しかし，子は一人でどんどん興奮していくため，母子一緒になって気持ちが盛り上がるということはまったくない。母の声掛けもどこか冷めている感じが否めない。ボールテントの中に自分から入ってボールの上に寝転がって感触を楽しみながらボールを外に投げている。母が寝転がっている子の様子を見ながら遠くから，「プールみたい，お風呂みたい」と声を掛けていると，それまで母の存在をまったく気に掛けていないかのように振舞っていた子がボールの上でごろごろしながらも「オフロミタイ」と言い始める。しかし，けっして母の方を見つめることはない。あくまで一人で興じているのだが，母の掛け声だけは取り込んでいるのが印象的である。

事例27のまとめ

　母の声掛けにまったく応答することなく，母に背を向けて黙々と遊んでいる姿を見ると，明らかに母を避けて「拗ねている」のが見て取れる。しかし，誰かに相手をしてもらいたいという気持ちがとても強いのか，STが入った途端に，自分から積極的に関わろうとする。ただ，それがあまりにも一方的であるため，子だけで気分は盛り上がり，なんとか相手をしようと努めながらも，STは気分が盛り上がらず，困惑気味である。母との分離と再会時には，一見なにも無かったかのように，目立った反応を示さないが，それでも母との再会後まもなく見せたため息からは，一人になった心細さからくる子の不安と緊張が多少なりとも緩んだことがうかがわれる。さらに，再びST

との再会場面になると，ついさきほどまで心細い体験をしていたにもかかわらず，何も無かったかのようにして平然と ST に自分から関わり始めている。ここでも子の一方的な関わりが印象的である。

母は流れに関係ない唐突な働きかけを子に行っているのが目につく。子から見れば，母の働きかけは予測しがたく，母の存在を無視して自分独自の世界を作ることでしか自分を保つことが難しいことが推測されるほどである。

この子の「軽躁状態」を思わせるはしゃぎぶりは，ST の関わりとはまったく関係ないところで，一人で盛り上がっているもので，そこに非常に自閉的，回避的な構えが基盤にあることがとてもよく見える。「軽躁状態」の原初的形態ではなかろうかと思わせるものである。

事例28　3歳0ヶ月　女児

知的発達水準　境界域精神遅滞（DQ84）

主訴　つま先立ち歩き，言葉の遅れ，多動，指示が通らない。

発達歴　胎生期，問題なし。37週で出産。生下時体重2,670グラム程度。欧州で生まれた。生後8ヶ月間，母乳栄養。座位6ヶ月。始歩1歳3ヶ月。人見知り8ヶ月頃。母への後追いも8ヶ月頃から約1ヶ月間みられた。1歳，三種混合ワクチン（MMR）を受けたが，当時 MMR で自閉症が引き起こされるという珍説がネットで話題となったことから気になっていた。1歳6ヶ月，欧州から帰国。2歳，有意語が「ママ」「パパ」程度認められた。しかし，状況や場面に合った使い方ではなく，父に対して今でも「ママ」と言ったりする。2歳5ヶ月，保育園に週5日通うようになった。園では保育士の指示がよく通り，他児とも楽しく遊んでいる様子で，言葉の遅れ以外には気になることはないといわれる。しかし，家庭では母が名前を呼んでも10回に3回程度しか反応しない。あるいはしつこく言い続けなければ，振り返らない。さらに園では給食を残さず食べるが，家庭では食事もあまり摂らない。最近つま先立ち歩きをする場面が時々みられる。遊びのこだわりとしては，

風船を見つけると，制止しても振り切って駆け寄るほどに風船が好き。多動傾向があり，道路などに平気で飛び出す。いくら母が注意をしても飛び出す。母が叱ると，時々眼球をグルグル回すことがある。

SSPにみられる母子関係の様相

①部屋に入るなり，沢山の玩具を見て興味を引かれたのか，いろいろと試し始める。フープを取りだし扱い始めると，母に「見ていて」と要求して母に注目してもらいたい様子である。息を切らせるほどに興奮して走っては次々に遊んでいる。母に見てもらい，母が「じょうず，じょうず」と褒めるとうれしそうに反応している。

②子はのびのびと遊んでいるように見える。母は子の様子を見ながら，子が物を手に取ると「ちょうだい」と言って自分の方に持ってくるように促す。子が応じないと何度も指示するため，子も否応なく指示に従って物を手渡しにくる。それを母はしばし手に取り，「ありがとう」と返そうとする。その時には子は他の遊びに夢中になっているにもかかわらず，母は自分の所に来るまで指示を繰り返す。すると子は最後には母の指示に従って動いている。嫌そうではないが，母は子が自分に応えてほしい思いが強い。母は子の動きに同調した声かけもできることから，母子双方には時折楽しい雰囲気も生まれるが，それによって母子双方の関係を盛り上がって深まるふうではない。

③STが入ってくると，母はすぐに子に対して「お姉ちゃん，遊ぼうって」とSTを意識させるように働きかける。子はSTの存在を特に気にする様子はみられない。母が挨拶を促すが，応じない。一人で楽しむことが多く，時折母のところに気に入ったものを持って行く。母子双方の間でやりとりが展開することはなく，互いに一方的な働きかけである。

④母が退室するのにすぐに気付くが，後追いをすることもなければ，不安がることもない。STがいれば安心なのか，一人ではしゃいでいる。自分からシーソーに乗り，STに揺らしてもらうとうれしそう。でもすぐに止めて他の遊びに。自分一人で次々に遊びは移るが，STを誘うことはまったくなく，深まりもない。次々に目についた玩具を扱って一人で遊ぶ。STの方に

目を向け，注目されているとうれしそうにしている。

⑤母が戻ってくるとすぐに気づき，退室するSTを少しの間だけ目で追っていた（が，ビデオではあまりはっきりとは確認できない）。ボールころがしを始めると，母も付き合う。母が付き合うと子の方も楽しむ。母は自分で遊んでいてボールを樽の上に乗せたところで，子に「見て，見て」と促し，「ほらアイスクリームみたいよ。コーンとアイスみたいだね」と興味を誘うが，子はさほどの反応を示していない。しばらくしてから子はそのことを思い出したように話しているのは，母への気遣いなのであろうか。自分ではさほどの興味をそそるものではないが，母に誘われて断るわけにいかず，付き合わされている感じである。

⑥母が退室するのを見ていたが，まったく追うこともなく，不安がる様子もない。周りにある玩具をつぎつぎに手に取って試すことを繰り返している。ただ，遊び方を見ていると，母やSTがいる時にはボールを使って明らかに相手を意識した遊びをしているが，一人になるとそのような遊びはまったくしなくなって，細かな玩具を一人で扱って遊ぶようになっている。こうしてみると，誰もいないことで引き起こされた不安や緊張を一人遊びによって自分なりに紛らわせようとしているのではないかと推測される。

⑦STが入ってくると，すぐに目をやり，STを意識した遊びを始めるが，STを誘いこむようなことはなく，STの方を見ることも少ない。

⑧母が戻ってくると，子は気付いて視線を母の方に向けるが，何も語りかけることなく，再び玩具の方に目を移す。母はすぐ椅子に座り，遠くから子を眺めている。遅れてSTがスタッフに促されるようにして退室するが，子はその様子をしばらく見ている。母は入室するとすぐに椅子に座ったまま動かないで，子がブロックの方に「オモチャ」と嬉しそうに言いながら近づくと，母は，「それは違うでしょ」といらいらした口調で「ブロック」と2度ほど言い直させようとする。すると子はそれをまねて「ブロック」と応じている。その後，シーソーに興味を示したのか，声をあげて母にも誘うように「オカアサン」と言いながらシーソーのところに走っていく。母も付き合っ

て近づき，シーソーを揺らす。母が揺らすと子は怖がる。子が「(もうシーソーは)いいの」と言いながら降りようとすると，母は「怖いんだ」とやや冷たい口調で言う。子は母に一緒に乗って遊んでほしいから誘っているのであろうが，母は「乗ったら壊れちゃう」と言い，乗りたくない様子をみせる。子はシーソーを降りて滑り台に行くが，母は「それもだめ，壊れちゃう」と言って付き合うのを避けている。「ママがやっていいのはトランポリンだけだね」と言いながら椅子に戻って座る。そして座ったままで子にさかんに指示するようになる。車を扱っていると，母は何を思ったのか，「消防自動車があるよ」と言い始めて，子にそれを取らせようとする。子はそれなりに母の指示に応えようとしていろいろと手に取るが，消防自動車がどれかわからない様子である。母は少し苛立つように何度も「それは違うでしょ。消防自動車！」と言いながら子に教えようとする。なぜここで消防自動車に注意を引かせようとしたのか，その意図がわからなかったが，子は懸命になって応えようとしていた。

事例28のまとめ

　子が母に言葉で自己主張したり，母の言葉での要求に応えているところを見ると，基本的なコミュニケーションは成立しているかのように見える。しかし，子の言葉のどこか単調な響きと母の平板な言葉掛けを聞いていると，2人の間でなんらかの感情の交流が生まれているようにはみえない。非常に表面的な印象を受ける。

　母の訴えでは，呼びかけても語りかけてもあまり反応しないこと，つま先立ち歩きなどが気になるとのことであるが，SSPではつま先立ち歩きは認められない。保育園では問題を指摘されていないが，母からみるとコミュニケーションに気になるところがあるということである。

　母子関係にはそれなりのコミュニケーションが生まれているし，さほどの深刻な問題を感じさせるものではないが，子の平板な口調での発声や自分のペースでの遊びが目立つ点について考えてみると，母のペースでの子への働きかけが強い。そのためか遊びそのものに楽しい雰囲気は生まれにくく，子

は自分のやり方で遊ぶ方向に流れやすい。子がSTや母を巻き込んで楽しもうとするところが見られない。

　母との間で子はことさら心細い気持ちを示すことなく、元気そうに明るく振舞っているが、自分なりの遊びで不安にどうにか対処しようとしているのではないか。それは⑥の場面での子の動きがそれまでと大きく変化し、動きが乏しくなっているところにうかがわれる。

　その背景として、母がなぜか子に対して時折攻撃性を向けて相手をしていることがとても気になるところである。それは自分の期待に子が思うように応えてくれないことに対する苛立たしさからきていることが推測されるが、その歴史的背景に、母自身が幼少期に実母の期待に応えることで「良い子」であろうとしてきたことが関係しているのではないかと想像される。

　子が母に対して苛立つ感情も生じていると想像させるのだが、そのような感情はまったく表に出ることなく、一人で黙々と遊ぶことでもって対処しようとしていることが一番問題となるところであろうか。

【解説】

　事例27では、母は子の機嫌を取るように優しい声でさかんに語りかけているが、子はそれをまったく無視するかのようにして、自分勝手な行動を繰り返している。しかし、STに対しては掌を返すように、初対面にもかかわらず親しげな態度を見せている。しかし、母やSTに対して子は直接相手に働きかけるような関わりを持たず、ほとんど自分勝手に楽しんでいるふうである。そのため付き合っているST自身は一緒に過ごしていて楽しい思いを抱くことはできず、どこかしらけた感じになっている。ここにみられる子のはしゃぎ方は、文脈全体からみると、なぜこれほどまでに楽しそうなのか、理解困難なものである。だからこそ子なりの不安や緊張を和らげようとする対処行動として捉えることが可能ではないかと思われる。

　事例28で非常に印象的なのは、表層的に捉える限りでは、コミュニケーションが取れているようにみえるが、その内実を詳細に検討すると、母子双方とも言葉に気持ちが籠っておらず、発する声も誰に向かって語られたものか、明瞭

に捉えることが難しい印象を受けるほどである。そのような関係にあって子が妙に明るく振舞っているのは，事例27と同じような理由による対処行動として捉えることができるのではないかと思われる。

このように快の情動興奮が周囲との関係の中で生起するのではなく，自己完結的に生起している状態こそ，「軽躁状態」の原初的なかたちではないかと思われるのである。

（4）　独語様につぶやく，自分の世界に没入する──「妄想」，「自閉」

　2歳台ですでに周囲の刺戟に圧倒されて，有効な対処行動を取ることが困難な状態が起こることを示したが，この状態が「カタトニア」あるいは「昏迷」の萌芽状態（162頁参照）であるとするならば，ここで取り上げるのは，文字通り「自閉」として捉えることができる自分の世界に没入する姿を呈している事例である。

❖事例42　4歳0ヶ月　男児

知的発達水準　境界域精神遅滞（DQ80）
主訴　言葉の遅れ，視線回避，独語，一人笑い，こだわり。
発達歴　父方祖父母と同居している三世代家族。3歳上に姉が一人いる。胎生期は特に問題はなく，満期安産だった。しかし，乳児の時から身体が弱く，風邪をこじらせては肺炎になったり，喘息気味で，生後1年はほとんど寝てばかりであった。そのためもあってかあまり母になつかず，どことなく視線も合いにくく，もの静かな印象の強い子であった。人見知りがなかったために，手もかからず子育ては楽だった。家業の手伝いもあったので，仕事ができて助かったというのが正直な気持ちだった。1歳の誕生日前にはハイハイをせずにいきなり歩けるようになった。1歳6ヶ月健診では特に異常を指摘されることはなかった。2歳の時，保健所で初めて言葉の遅れを指摘された。言葉はなかなか出てこず，2歳半になってようやく発語。3歳健診で，知的障碍児通園施設に通うことを勧められたが，当時は両親ともさほど深刻に思

わず，なんとかなるのではと軽く考えてどこにも通わせなかった。

　3歳を過ぎる頃から，タオルケットを始終お守りのように持ち歩くようになり，それを取り上げると火がついたように激しく泣くようになった。あまりにもかんしゃくが激しいので，さすがに両親も心配になり，地域の子ども病院小児科を受診し，精査を受けた。発達検査で精神年齢は2歳程度と言われた他には，特に異常は指摘されなかった。

　その後，次第に自分一人で遊ぶことが増え，自分の世界に没頭してぶつぶつとつぶやいていることが多くなった。時に，天井を見て笑い出したり，手をヒラヒラさせたりすることもみられるようになった。

　3歳すぎの春先から保育園に通うようになったが，園では相変わらず一人遊びが目立ち，集団活動にはまったく興味を示さなかった。園の方から問題を指摘されて，両親も心配が強まり，4歳0ヶ月，近所の人の勧めで筆者のところに受診となった。

SSPにみられる母子関係の様相

　①両親同伴での来所。父は遠慮がちにドア付近の椅子に座っている。スタッフの説明を母ははきはきと返事をしながら聞いている。とても協力的な態度である。子は一人で滑り台を滑ったり，目につく玩具をいろいろと手にして遊んでいる。まもなく父に退室してもらいSSPを開始する。

　②子は入室してからずっと机の上に置かれた細々とした遊具を手で扱い，物色している。母も一緒になって子の興味を引くものがないか探している。「○○ちゃん，消防自動車あるよ！」「○○ちゃん，トーマス（機関車）あるよ！」と次々に子に見せる。それに付き合うようにして子は母の差し出した玩具を手にとるが，興味が引かれないのか少しだけ扱ってはすぐに他の物に気が移ってしまう。母はなんとか子の関心を引きつけようと懸命に子の名前を呼びながら，玩具を次々に手にとって見せる。子が玩具の野菜や果物を手にとって包丁で切り始めると，子の動きに合わせて「よいしょ！」などと懸命に声を掛けている。母の懸命さがとても伝わってくる。しかし，子の気持ちは乗らず，どこか引いてしまっているように見える。

③STの入室にすぐに母が気づいてSTに向かって挨拶をする。子は先ほどから野菜や果物を手にとって包丁で切っている。母は子に「○○ちゃん，こ̇ん̇に̇ち̇は̇は？」と挨拶をするように促す。すると子は包丁を扱いながら「こんにちは」と小声で気のない返事。母は子の顔をSTの方に向けさせようとする。しばらくして，子が包丁で野菜を切っていると，それに合わせて「よいしょ」と声をかける。そしてすぐに，切った野菜を「今度は切ったのを（先生に）はいどうぞ」とSTに渡すようにと子に促す。子はなんら抵抗無く手にとってSTの方に近づいて手渡す。

母子2人でままごと遊びをしているように見えるが，母の活発な働きかけが前景に出て，子の動きはどことなく控えめで楽しそうな感じは受けない。母の誘いや促しに素直に従っているように見えるが，子はどことなく動かされている印象が強い。母の子への言葉がけがとても多いのに比して，子の発語はほとんどみられない。

④母はスタッフの誘導にすぐに反応して「はい，すみません」と言いながら退室。子に対して特に合図を送ることはない。子も特に目立った反応をすることなく，同じように野菜を包丁で黙々と切り続けていたが，30秒ほど経過すると突然，野菜を持っていた前腕に力が入ってひきつけるような動きが数回出現する。さらにまもなく唐突に意味不明な独り言をつぶやき始める（チック様発声）。STはずっと黙って椅子に座って眺めている。2人の間になんとも言えない緊張した雰囲気が感じられる。

⑤母は黙って入室。子は母に気づいてドアの方に視線を向けるが，すぐに再び野菜の方に視線を移す。子がしばらく何もしないで立っていると，母は玩具を扱いながら積極的に子を遊びに促し始める。相変わらず，子の発語はまったく聞かれない。

⑥スタッフに促されて母は黙って退室。子は母の出て行く後ろ姿を目で追っているが，後追いすることはない。ただ呆然と見送っている。10秒ほどすると突然先ほどと同様の独り言をつぶやき始めるが，先ほどよりもかなり大きな声で緊張の高いのが印象的である。机から離れて積み上げられたブロッ

第 5 章　3 歳台以降の子どもの母子関係

クの上に登り，ブロックを手で思い切り叩いては独り言を発してブロックから降りる。つぎに大きなボールに近づくが，少し触れるだけで今度は机の方に再び戻る。先ほどやっていた野菜切りである。このように何をやっても集中することはできず，落ち着かない様子である。母が退室して2分半近く経過した頃に突然，ドアの方に接近しながら独り言をつぶやく。しかし，ドアを開けようとはしない。まもなくSTが入室。

⑦STは椅子に座って静かに子を見守っている。子はSTに特に関心を示すことはなく，先ほどと同様に一人で黙々と野菜切り。しかし，1分半ほど経過すると，突然独り言をつぶやき始める。子は天井の方に前腕を差し上げながら何か語りかけるように大声を発しているが，全く意味不明。STはそれにどのように応答してよいか困惑気味で，じっとしているだけである。

⑧母の入室に気づいてドアの方を見るが，すぐに先ほど扱っていた玩具の方に視線を移す。玩具を扱っている子に近づいた母は，「○○ちゃん，何していた？」と尋ねながら子と一緒に何かをしようと語りかける。子の方は先ほどから机の上の玩具ばかりに注意が向いていたが，まもなく母は部屋にあった滑り台を指さして「○○，滑り台があるよ」と子を誘い始める。すると驚いたことに，子は玩具を両手に持ったままで，勢いよく（というよりも唐突に）滑り台の方に走っていき，滑り台の階段を登っていく。母は両手に持っていた玩具を見て，「あぶないよ，一つちょうだい」と促すと，すぐに母に一つ手渡してから滑る。1回滑っただけで，ふたたび先ほどの玩具を扱い始める。まるで，他の遊びをしていても机に戻ることによって子は多少なりとも安心しているように見える。机に置かれた玩具を見ていて，子が知っていると思われるものだと母はそれを取り出して「これなに？」と幾度も尋ねている。子が反応しないと執拗に何度も尋ねている。子は「なに」とオウム返しで反応しているばかりである。ただ，子が自分で玩具を扱いながら突然「できた！」と大声で叫ぶ。しかし，母はさきほどと同様に「これなに？」と繰り返し尋ねている。母は子に働きかけることに懸命になっていて，子が何をしようとしているかを感じ取るゆとりがない様子である。

事例42のまとめ

　SSP開始前の説明時，母は自分が不在になっても子は何の反応もしないだろうと予測していたが，実はそうではなく，子は後追いをしたり，泣いたりしないだけであった。母の熱心な子への働きかけには回避的な態度を示しながらも，いざ母が不在になると，明らかに不安は高まっている。しかし，母を求めるような直接的行動を取ることはできない。非常に強い葛藤が認められ，ついには不随意運動（チック様発声，前腕のけいれん様運動）を思わせる反応が生じている。さらには一人でつぶやくようにして空を見つめている。まるで一人芝居を行なっているように見えるほどである。一見すると奇妙な印象を受けるが，近くで見ていると非常に痛々しい感じのする反応である。

【解説】

　「アンビヴァレンス」の強い状態が続いていくと，次第に子どもは母親の前で心細い気持ちや不安を表出することがみられなくなり，自分一人でなんとか不安を緩和するための対処を試みるようになる。回避的態度をとり，「拗ねる」反応をみせることが少なくないが，そのことによって子どもは一時の不安が緩和されることはあっても，けっして不安が解消することはない。一向に「甘え」は充足されないことから，「甘え」欲求が高まり，「アンビヴァレンス」はより一層強まることになる。そのため，子どもたちの対処法はより一層堅固なものになる。それがここに示されている「独語様のつぶやき」や「一人芝居」にみられる子ども独自の世界への没入である。独りぼっちになったことによる極度の不安を回避するために，誰かに語りかけるように空に向かって語りかける行動に出ている。

　これらの反応は，これまで精神病理学の世界では「独語」，「自閉」などとして表現されるようなものであるが，そこではおそらく子どもの内的世界は「妄想」的な色彩を帯びていることが推測されるのである。これまで「自閉的ファンタジー」といわれていたものがこれに該当しよう。

　これらの諸特徴はこれまで精神病的なものとされてきたもので，このような対処法はより深刻なものとしてとらえなければならない。それだけ子どもたち

は追いつめられているということが示唆されるのである。

2　3歳台以降にみられる「アンビヴァレンス」の様相

（1）　生後3年間に「アンビヴァレンス」への多様な対処行動が出現する

これまで0歳に始まり，その後1歳台，2歳台，そして3歳台以降の順に，その母子関係の様相を観察してきたが，母子関係が年月を重ねるうちに次第に複雑な様相を呈していくことが明らかになった。

0歳台の前半では，その典型的な特徴として視線回避が認められている。しかし，乳児期も後半に入ると，子どもの「甘え」が芽生えることによって，母子間には「アンビヴァレンス」を思わせる行動が顕著に認められるようになる。それが「母親と離れていると『甘え』欲求が現われるが，いざ直接的に関わり合う段になると，途端に回避的反応を示す」という行動として表現されている。

1歳台に入ると，乳児期後半に見られた「アンビヴァレンス」の表れをSSPでの母子分離と再会という実験的枠組みにおいて実に鮮明な形で捉えることができるようになる。このことを「アンビヴァレンス」の表れの原初形態として把握できたことが，本研究で得られた最大の成果の一つである。その原初形態が最も鮮明に表現されるのは，母子分離で子どもに心細さと不安が喚起されるにもかかわらず，母子再会で母子双方が接近して〈抱く―抱かれる〉関係に入ろうとした途端に，子どもは母親を回避する反応を示すようになる場面である。母子双方が互いに遠くに離れていると引かれ合うが，一体となろうとすると反撥し合って離れてしまう。こうした両者間の関係の動きとして「アンビヴァレンス」の原初形態を捉えることができる。

実はこの「アンビヴァレンス」の表現型は，その後の加齢とともに変容を遂げていくが，その基本的構造として，ここに示された「アンビヴァレンス」の原初形態が脈々と息づいていることが，2歳台，さらには3歳台以降においても認められる。

2歳台では，「アンビヴァレンス」によってもたらされる心細さと不安や緊

張を子どもなりに少しでも緩和しようと様々な方法で対処を試みる。そこで見られる対処行動は，回避的行動から発展したもの，母親との関係を維持しようとするもの，あるいは明確な対処行動を取ることができず，周囲の刺戟に圧倒されて身動きできなくなるものなど，実に多様な姿を示すようになる。

（2） 3歳台以降に顕著となるもの
　①「アンビヴァレンス」のこころの動きが見えづらく，表現型は固定化していく
　2歳台においては，子どもたちが自らの不安に対して様々な対処行動を取るようになるが，「アンビヴァレンス」によるこころの動き，すなわち母親との間で「甘えたくても甘えられない」こころの動きは比較的わかりやすく捉えることができる。しかし，3歳台以降になると，そうしたこころの動きが表に現われることが減少し，第三者の目で捉えることが次第に困難になる。
　さらに，3歳台以降に認められる対処行動の大半で，それ以前の生後3年間に出現しているものが確認されたが，この時期になると，母子関係の様相はより一層複雑になり，時と場合によって，多様な対処行動を取ることが多くなる。
　その一方で病理的な対処行動が次第に恒常化していくことによって，そのような行動はいわば「症状」や「障碍」として把握されやすくなっていく。
　②相手によって態度を変えるなど，演技的な振舞いが目立つ
　3歳台以降になると，子どもの不安と緊張は表に現れがたくなるとともに，それを覆い隠すようにして，より一層屈折した言動でもって母親との関わりを持つようになる。母親，父親，あるいは第三者によって態度が変わることも珍しくない。母子関係が複雑になっていけば，相手の出方に対してさらなる多様な対応が求められるからである。そのような姿は，われわれには演技的で，操作的な色彩を帯びたものに映る。
　③母子双方に潜在化した「怒り」が垣間みられる
　母子関係の様相を「関係障碍」の視点から捉えることによって，加齢とともに，両者の行動はより一層複雑な様相を呈するが，「関係障碍」が進展していけばいくほど，母子ともにフラストレーションは増大の一途を辿っていくこと

がみえてくる。そこではフラストレーションが激しい怒りや攻撃性となって顔を覗かせることになる。

このような攻撃性は母親においては，時に虐待を生む契機となるし，時には「抑うつ」をもたらすことも懸念される。子どもにあっては近い将来「破壊的行動障碍」へと発展していくことが危惧される。

（3） 3歳台以降では「アンビヴァレンス」は潜在化し，病理的行動が前景化していく

3歳台に入ると自閉症に特徴的とされる症候は確定されることが多い。そのことは，3歳台の事例をみるとよく理解できる。2歳台までであれば「アンビヴァレンス」への対処行動として比較的捉えられやすかった言動が，3歳台以降になると，対処行動そのものが固定化するか，あるいはその背後に働いている「アンビヴァレンス」が表面化しづらくなり，われわれには彼らのこころの動きが読みづらくなるからである。3歳台以降の事例のみを観察していれば，彼らの言動を関係の中で生起するものとして捉えることはなかなかに容易なことではないのは当然といえるかもしれない。

（4） 子どもの対処行動も母親の関わりも「関係障碍」によってもたらされたものである

3歳台以降にあっては，それまでの母子関係の様相と大きく性格を異にしているのが，母親，子ども双方の相手に対する振舞いの複雑化である。子どもにおいては，これまで論じてきたように，「アンビヴァレンス」によってもたらされる不安への対処行動として捉えることができようが，母親の子どもへの関わりにおいても，一方的で強引な働きかけや極力子どもとの関わりを回避する態度などがより顕著になっている。母親のこのような関わりも子どもと同様に，子どもの行動に対する反応として生じたものとして捉えることが大切だということである。「関係障碍」という視点の重要性はそこにあるのであって，その治療的介入にあたっては，「関係」の修復をいかなる視点から行うかが治療者

として問われることになる。

第6章
関係介入によって母子関係はどう変わるか
——「アンビヴァレンス」の世代間伝達を断ち切る——

　以上，自閉症スペクトラムの生後3年間を中心にして，母子関係の変容過程を「関係からみたアンビヴァレンス」を軸にみてきたが，ここでぜひとも考えなくてはならないのは，この「アンビヴァレンス」は放置しておくと，必ずや母子間に悪循環をもたらすということである。筆者が本書で「関係」からの観察を試みたのは，「アンビヴァレンス」の問題は「関係」の問題そのものだからである。したがって，この悪循環をいかにして早い段階で断ち切るかということがこのような子どもたちへの治療や支援を考えていく上で最大のテーマとなる。なぜならこのような関係のまま放置することによって，アタッチメント形成は阻害され，基本的信頼感や安心感，さらには自己有能感や主体性などが育まれないという深刻な結果をもたらすことになるからである。

　その結果，彼らはいつまでも強い不安に晒されることになる。増大の一途をたどる不安や緊張を少しでも回避するために，子どもたちは懸命になってなんらかの対処をしようと試みる。その姿が本書で明らかにした2歳台以降にみられる多様な対処行動である。これらの対処行動によって，子どもたちは強い不安に晒されながらも，更なる不安の増大によってこころの破綻が生じないように食い止めているとさえいえる。

　もし，なんらかの対処行動を取ることが困難で，さらに負の循環が増大していけば，心細いが他者に頼れず，孤立無援となり，子どもは想像を絶するほどの不安と緊張に晒されていくことになる。子どもは周囲に対して臨戦態勢を敷かざるを得なくなる。すると彼らの知覚体験そのものも多くの場合，侵入的で

迫害的な色彩を帯びることになる。世界の相貌性の変容とでも形容できるような知覚体験となり，さらに病態は深刻度を増していくことになるのである。

では「関係」に焦点を当てた治療とはどのようなものか。そしてそのような方法によって母子関係はどのように変容していくのであろうか。ここでは1歳台と3歳台の事例を取り上げて解説してみよう。なお，ここで取り上げた事例はいずれも SSP を実施していない。MIU の実践を離れた後に経験したものであることを断っておく。

❖事例　D男　初診時年齢1歳1ヶ月

知的発達水準　正常域（筆者による推定）
主訴　後追いをしない，母がいなくても平気，母を障碍物や邪魔者のように扱う，母の顔を見ない，模倣をしない，あやしても笑わない。

発達歴と治療経過
　初診時の最大の特徴は，D男の落ち着きのない動きと母の抑うつであった。初診時の受付票に母の既往歴にうつ病との記載があったので，そのことについても詳しく尋ねた。母は，独身時代に職場のストレスからうつ病を発症し1年ほどの通院治療で改善した。その後結婚し，妊娠後は仕事を辞めて育児に専念しているという。出産後，母乳育児にこだわっていたが，子どもの体重増加が思わしくなかったので，健診にいくと母乳不足を指摘され，大きなショックを受けた。その後，どうしたらよいかわからなくなり，昼間母子2人で自宅で過ごすことができないほどに不安となり，夫の職場にも電話をして相談するまでになった。夫が心配するなと言うと，自分の悩みを真剣に聞いてくれないと訴える。インターネットを見てはいろいろなところに相談に行き，藁にもすがる思いであれこれ試すようになった。そんな中で，筆者のもとに紹介されてきた。

　両親同伴で受診。母に抱かれて診察室に入ってきたが，視線は筆者に向けられ，よく見つめている。抱かれていても落ち着きがなく，じっとしていない。すぐにのけぞるために，ソファに下ろす。すると嫌がり，ごろごろして

落ち着かない。代わりに父が抱くと，先ほどのようには嫌がらない。初めての人に対しては多少の警戒心を見せているが，筆者が抱くと嫌がらない。人見知りがあるのかないのか，定かではない。

初診時の親子の関わり合いの特徴

部屋を変えて，ゆったりと遊べる部屋に移り，そこで簡易なSSPを実施し，母子の分離と再会での反応を見た。子は退室する母を目で追うが，自分から後追いをすることはない。しかし，その後筆者も退室して一人ぼっちになった途端に，かなり強い調子で泣き始めた。痛々しい泣き声であったので，慌てて母と一緒に部屋に戻ると，すぐに泣き止み，D男は母に向かって手を差し出していた。それを見て母は抱き寄せたが，なぜかすぐに降ろした。どうしてか尋ねると，嫌がったからだという。抱かれるとすぐに離れようとする，つまりはそこに強い「アンビヴァレンス」を見て取ることができた。母は焦燥感や不安で痛々しいほどであったが，子どもと自由に遊んでいる場面を見ると，母の過剰なほどに熱心で強い働きかけが目についた。それは子どもにとって非常に侵入的で，回避的反応を起こす子どもの気持ちがよくわかった。そこで筆者は，懸命になって働きかけようとしている母の思いを汲みとりながら，手抜きを勧め，まずは子どもの動きを見ることに努め，それに合わせて相手をするようにと助言し，うつ状態に対する薬物療法も勧めた。母は素直に応じた。

D男の劇的な変化と母の攻撃的な関わり

1，2週間で母子ともに好転してきた。母はくよくよすることも減り，D男の人見知り反応はより明瞭になってきた。しかし，母子2人で遊んでいる様子を見て気になることが目につき始めた。母の子に対する遊び方に，攻撃的とも感じられるほどに強引なところが認められたからである。たとえば，母がバランスボール用の空気入れを手にとって子を目掛けて吹き付けている。けっして子はそんなことを求めているわけではなく，遊びの流れからすれば，唐突な印象が拭えない。子にすれば恐れを抱かせるほどのものであった。さらに，スタッフが子と楽しそうに遊んでいるところを見て，母はスタッフに

負けじと強引に割り込んでくる。筆者はこのような母の行動の背景に，母の潜在的な強い攻撃性あるいは怒りを感じ取ったが，それは自分を認めてもらいたいという強い願望に基づいているようにみえた。しかし，筆者はこの時，特にこのことを扱うことは控えた。

母の見捨てられ不安の顕在化

　面接を重ねるにつれ，浮かび上がってきたことは，子が自分を求めない，自分を無視することに対する母の淋しさと怒り，あるいは嫉妬であった。その背景には母の見捨てられ不安が強く働いていることが見て取れた。筆者からみると，子の動きにうまく応じられず，働きかけが子にとっては侵入的であるがゆえに，子は母に甘えたくても甘えられない状態にあると判断できた。しかし，ここでもそのことを取り上げることは控えた。母の罪悪感を刺激することを危惧したからである。筆者はしばらく子の好ましい変化を引き出すことに専念した。

D男の注意喚起行動の顕在化

　2ヶ月半後，子の母への注意喚起行動がより顕在化してきた。自分の相手をしてほしい欲求であることを母に説明しながら，母の育ちについて，初めてじっくりと聞いた。自分の母（D男の祖母）に対して肯定的な気持ちを持っていたが，幼少期から一緒に遊んでもらった記憶はなく，よく怒っていたので怖かったことが印象に残っているという。母の言いつけをかたくなに守ってきた。その結果，何かにつけて「こうあるべきだ」という強い思いが働きやすくなっていることが想像できた。夫の話でもそのことが裏付けられた。

D男の興味関心を母と分かち合いたい欲求の高まり

　4ヶ月も過ぎた頃になると，子に印象深い変化が起こってきた。以前であれば玩具を見つけると脇目も振らず，直線的に向かっていたが，今では周囲の大人の方に目をやり，嬉しそうにして遊ぶようになった。自分の興味関心を分かち合いたい思いがとても伝わってくるようになった。その後，子の発語がどんどん増えて，遊びの中で「これ何？」を連発し，教えてもらっては復唱するまでになった。

第 6 章　関係介入によって母子関係はどう変わるか

母の子に対する「無い物ねだり」とその背景

　9ヶ月後，そのような劇的な変化が認められてしばらく経った時である。言葉が増えたことを筆者が母にうれしそうに話すと，予想に反して母は不満げに，「でも電車のことばかり言うんですよ」と嘆くのである。筆者はその反応に驚かされたが，その時母に子と一緒に遊ぶように誘った。そこで母が子に語りかけている様子を見て，ある印象深いことにすぐに気付いた。母自身が子どもに語りかけているのが，まさに電車に関した言葉ばかりだったのである。「これは小田急の……，これは東急の……」といった調子である。筆者はそれを聞いて，驚くとともに，わざと大げさにおどけたようにして，「お母さん，今何と言ったかわかる！　お母さんこそ，電車のことばかり語りかけているんじゃないの」「子どもが電車のことばかり言うのは当たり前よ」「坊やはお母さんの言うことを一生懸命聞いて，覚えて，話しているんだよ」「お母さんのことを好きだからお母さんの言葉を取り入れているんだよ」と伝えた。そして，「お母さんは『無い物ねだり』なんだ」と冗談ぽい口調で付け加えた。子どもの言葉が出ないので心配していたにもかかわらず，言葉が出るようになったら，言葉の内容に不満をもつ。言葉が出てきたことを素直に喜べないのだ。筆者には，欲しいと主張していた物が手に入ったにもかかわらず，他の物が欲しいと言って駄々をこねている子どもの姿が重なったのである。すると驚いたことに，母はすぐに，「わたし，昔から『無い物ねだり』でした。あの人は頭がいいな，スマートでいいな，きれいでうらやましいな，という思いがとても強く，『これが自分だ』という自信めいたものがない」と語った。「自分がなかった」ことを回想し始めたのである。面接でこのような展開があってから，母は何かが払拭されたように，子どもへの攻撃的な言動は影を潜め，子どもの思いを代弁するようにして応じるようになっていったのである。

事例 D 男のまとめ

　治療開始当初は，子の母に対する「アンビヴァレンス」が前景に出ていたが，母の不安を和らげながら母子関係の修復を目指すことによって，子にみ

られた母への接近に対する恐れは次第に消退していった。すると，それに代わって浮かび上がってきたのが「無い物ねだり」という形での母の屈折した「甘え」としてのアンビヴァレンスであった。

「無い物ねだり」とは，「そこにないものを無理を言ってほしがること」（『広辞苑』第5版（岩波書店，1998））をいうが，そこでの本人と相手との関係をみると，本人はことさら相手の意向に逆らうことで自己を主張することに主眼がおかれているため，いつまでも相手と良好な関係を築くことができない。結果的に相手にも自分にもしっかりと向き合うことができない。おそらくそこには「甘え」をめぐるアンビヴァレンスが強く働いていることが考えられる。

子の母に対する「アンビヴァレンス」の背景に，母自身の幼少期からの強いアンビヴァレンスが深く関与し，そのことが現在の母子関係の内実を強く規定していることが明らかになったのである。筆者がそうした母の内面に潜んでいたアンビヴァレンスを，面接の中で「無い物ねだり」というかたちで取り上げることによって，実母に育てられた幼少期の体験が想起されている。その結果，母自身の幼少期体験が対象化され，自らの「甘え」に気付くことへとつながっている。この洞察によって急速に母自身のアンビヴァレンスは弱まり，子どもは安心して自己主張することができるようになっていったのである。

❖**事例　E男　初診時年齢3歳10ヶ月**

知的発達水準　軽度精神遅滞（筆者による推定）
主訴　自閉症ではないか。どのように接したらよいか教えてほしい。
発達歴　周産期，特に異常はなく満期正常分娩。上に姉が一人いる。母乳で育てたかったが，母乳が出なかったので人工栄養で育てた。乳幼児期早期，よく笑っている子だった。抱っこも好きでよく求めてきた。そのため当時は母として違和感をまったく抱かなかった。しかし，1歳過ぎても言葉が出な

いことが少し気になり始めた。でもいつかは出るだろうと思っていた。

1歳6ヶ月健診で，頭に布を置いた時に布を取り払うかどうかの検査を受けたら，子は布を取り払わなかった。検査中，ずっとなされるがままで，まったく抵抗を見せることはなかった。そのため，おかしいなと一瞬思った。しかし，当時かかりつけのホームドクターからは大丈夫でしょうと言われた。

2歳過ぎても，名前を呼んでも振り返らないのが気になり始めた。しかし当時，姉の中学進学の受験で母は忙殺されていた。毎日姉の塾への送迎をしたり，勉強の手伝いをしたりして，姉の受験勉強に心血を注いでいた。幸い子はおとなしくて手がかからなかったので，それを良いことにしてあまり子には手をかけなかった。2歳頃から同じ年頃の子どもを怖がるようになった。さかんに同じことを繰り返すようになった。言葉の遅れもみられ，気に入ったせりふばかり口にする。要求はクレーン現象のみであった。

3歳，幼児教室に通い始めた。そこで担当者にコミュニケーションがおかしいですね，と指摘された。母はそれを聞いて大変驚いたが，その時は半信半疑だった。しかし，父はそれ以前から気にしていた。そのため，両親は子のことをめぐってよく言い争いをした。まもなく，子ども福祉センターに出かけたところ，そこで自閉症といわれた。早速週1回の療育を受けるようになった。

3歳半，言葉が出始めたが，独り言で同じフレーズを繰り返すことが多く，会話にはならなかった。その後まもなく筆者の外来を受診した。

初診時の親子の関わり合いの特徴

家族そろって診察室に入ろうとすると，子は少し嫌がり抵抗を見せた。初めての部屋で怖かったのであろうが，まもなく親と一緒に入室することはできた。診察室の雰囲気で少し落ち着き始めると，部屋に置かれた玩具を手当たり次第に手に取って扱い始める。すぐに母の方に視線を向けて，顔色をうかがうようにして手に取った玩具を扱うのをやめる。玩具の方に行ったかと思うと，すぐにソファに座っている母の方に戻ってくる。そうかと思うと，また母から離れて玩具の方に行ってしまう。そして，再び母の方に戻ってく

る。このように母の方に近づいたかと思うとすぐに離れるという行動パターンをしばし繰り返していた。母はソファに座ったまま遠くから子にさかんに指示的な言葉を掛けていた。

母に対する強い「アンビヴァレンス」

　子には母に対して構ってもらいたい（甘えたい）という気持ちが強いことが，何度も母の方に戻る行動から感じられたが，なぜか母に近づいてはすぐに離れてしまっていた。ここに子の強い「アンビヴァレンス」が感じ取られたが，それを強めている要因の一つに，母の子の行動に対する過敏な反応があると思われた。なぜなら，子は母に甘えたいという思いを持ちつつも，母からの注意や指示の言葉掛けによって突き放されるような感じを抱き，容易に近づけない状態にあると思われたからである。

　それでも，子がさかんに母の顔色をうかがう行動を見ていて，筆者はそれを，母との関係を求めているサインとして肯定的にとらえて母に伝えた。さらには，子の表情を見ていると，時に恥ずかしそうに，うれしそうに，そして嫌そうにしていることから，子の気持ちがこちらに伝わりやすいことも感じ取り，そのことも母に伝えた。つまりはここで筆者は子の気持ちの動きを代弁しながら母に説明していたのである。

筆者の助言

　そこで筆者は以下のように両親に助言した。まずは子が母の方に近づいては離れていくことを繰り返す行動の意味を，子には母に構ってもらいたいというとても強い気持ちがあるが，いざ近づくとなぜか不安や緊張が高まり離れたいという気持ちになっているのではないかと説明し，今の子には母に対する強い「アンビヴァレンス」が働いていることを述べた。その際，母に対する強い思いを肯定的に取り上げ，強調しておいた。ついで，両親には子を「自閉症だから〜だ」と一般の自閉症理解に当てはめるような，教条的で固定的なイメージを持たないようにと述べるとともに，子のいろいろな行動が彼のどのようなこころの動きを反映しているのか，じっくり見ていくことが大切だと付け加えた。そして，母には，子の気になる行動に対して指示的な

言動を極力減らすように助言した。

第2～3回

　母は子ども2人の世話でかなり強い疲労感を訴えていた。そのため容易には母の苛立ちは軽減しなかった。そのためであろうか，子は母に相手をしてほしそうな動きを見せるが，表立っては相手をすることを要求しない。一人で玩具を前にして，手を出してはすぐにその手を引こうとするなど，玩具を扱うことにもためらう気持ちが強く感じられた。そうした子の行動が母の苛立ちをさらに強めるという負の循環が2人の関係を難しいものにしていた。しかし，筆者はそのことをここでことさら取り上げることは控えた。母の自責感を強めるだけだと思われたからである。母の疲労感をいかにして緩和するかということに心を砕いていた。

第4回（1ヶ月後）

　子が同じ遊びを繰り返していると，母はそれをじっと見ているのがつらいため，つい子を他の遊びに誘ってもっと楽しませてやりたくなっていた。たとえば，子がクルクルスロープに丸い球を転がして回転するのを夢中になって見ている。すると，母は他の遊びをさせたくなって，赤い丸い球を手に取って「これきれいよ，これやってみようか」と勧める。子はすぐに「いや！」と拒否するが，それでも母は繰り返しそれを勧めていた。ついに子は折れて，それを手に持つが，いかにも嫌そうに「きれい！」と発している。子は球がくるくる回って動いている様に関心が引き寄せられていると思われたが，母には同じことの繰り返しにしかみえなかったのであろう。そのため他の色の球を見せては他の遊びを勧めたくなっていたのである。

母の見捨てられ不安

　このように子が遊んでいることに母が口を挟むと，それが子の遊びの流れに沿っていないために，子は拒否的反応を示している。それにもかかわらず母が自分の方に子を誘いたくなるのは，母自身がそこで自分が拒否される不安，つまりは見捨てられ不安を刺激されていたためではないかと思われる。

　そんな母の干渉に対して子は回避的になり，同じことを繰り返す遊びの世

界に逃避することで自分を守ろうとしているようにみえた。このような母の先取り的関与が子の注意散漫を引き起こし，他の物への気移りを結果的に引き起こしていると考えられたのである。

筆者の助言

　そこで筆者は以下のように母に助言した。自分の方から子どもに何かをさせなければという思いが強いようだが，そのような気持ちを持たなくてもいいこと，何かしなければという思いから少しでも自由になり，手を抜くことが大切であること，そして子の行動の意味を一緒に理解するように心がけていきましょうと述べた。子の繰り返し行動は，単なる同じことの繰り返しではなく，その中で微妙に変化する感じを楽しんでいるという肯定的な意味があることを説明し，子の行動をしばらくは見守りながら付き合い，彼が何をどのように楽しんでいるのか，じっくり見ていきましょうとも伝えた。

第5回

　母の肩の力が少しずつ抜けてきた。そのためであろうか，自分のこころの内や家族の心配事などを筆者に自分から話すようになった。以前はドキドキしていて，いつも誰か一緒にいてくれないと心細い感じがあった。そんな時には家事に集中することによって忘れるようにしていた。家事に入るまでの何もしない時間が一番嫌いだという。さらには自分の母（E男の祖母）の具合が悪いので心配なこと，そして父（E男の祖父）についても思い出話が語られ始めた。父はとても周囲に気遣う人で，いつもぴりぴりしていた。父が自分のそばに来るだけで緊張していた。背筋をいつも伸ばしていないといけないような人だった。大好きだけど，母が一緒にいて初めてゆったりできた。ゴミ一つでも落ちていると気にしていた。印象深い思い出として以下のような話が語られた。

母の子ども時代が想起される

　両親と私（E男の母），3人で旅行した時はまるで「強化合宿」みたいだった。予定通りの行動をするようにいつもせかされていた。周囲の人への気遣いからではあったが，常に他人に迷惑がかかるから，早くしなさいとせか

されていた。勿論，私たちのためによくやってくれていたと思う。父は家族思いだが，周りの人たちに気を遣い，旅行の時には予定をびっしりと決めて出かけ，少しでも予定に遅れそうになると，私たちをせかしていた。ゆったりとリラックスして楽しむようなものではなかったというのである。

　これまで筆者は母との間で，子に関わる際の母自身の気持ちを常に取り上げて確認してきた。母は子の行動を見ているとなぜかせかしたくなる自分の気持ちに気づくことによって，このような思い出が想起されていった。このような思い出話から，母自身も親に対して甘えをめぐるアンビヴァレンスの強い子ども時代を過ごしたことが明らかになってきたのである。

第6回（2ヶ月後）

　母に少しずつ落ち着きが感じられるようになってきた。第4回で筆者に，ゆったりと構えていればよく，自分から積極的に働きかける必要はないと言われたことが救いとなっていることが語られた。このように母には自分の内面を振り返ろうとする内省的態度が生まれつつあった。

　そこで筆者は母に次のようなことを考えてもらった。子の遊びを見ていて，動き，テンポをどう感じるか尋ねた。すると「あわただしい」「せかせかした感じ」と答えるとともに，母自身も慌ただしくて飽きやすいことを自ら気づいて語るようになった。自分もそうだということに気づいたのである。そこで，筆者は子の今の状態を見ていると，「急き立てられる感じで」「（子が）なにかに動かされているように（筆者には）感じられる」と母に伝えることで，母にも今の自分の生活が時間に追われて，毎日慌ただしく，せかされるような感じであることに目を向けてもらった。母子双方の慌ただしい感じが，両者間で負の循環を生んでいることに気づいてもらうことがねらいだった。このような説明は母にはとても納得のいくものであったようで，治療開始当初の自責感は薄らぎ，筆者の助言を前向きに受け止めていた。

第7回

　以前母は子の言動の意味がまったくわからず，注意ばかりしていたが，この頃には子の言動の意味が少しずつわかるようになってきたことを，新しい

発見をしたようにうれしそうに日記に書いて筆者に見せてくれた。そこには次のようなエピソードが綴られていた。

2人で外出していた時だった。子がさかんに私（母）に何か言っているのだが，それがわからなくてどうしてよいか困っていた。先日から「お弁当屋さん，丸くなった」とさかんに私に言っていたことを思い出した。即座にはわからなかったが，その店の看板が丸く変わっていたというのである。子はそのことを私に伝えたかったのだとその時初めて気づいた。それが私にもわかり，とてもうれしくなった。子にそのことを言うと，にっこりしてうれしそうに反応したというのである。

母子2人の世界

このような感動的なエピソードを，まるで子どものように，素直に，うれしそうに筆者に報告する母の態度がとても印象的であった。このことが契機となって，母も子に合わせて遊びに参加しようとする積極的な姿勢がみられ始めた。

ぎこちないながらも母は子の動きに少しずつ合わせるようになっていった。子はそんな母の関与がうれしくて仕方ない様子であった。母と筆者が話し始めると，2人の間に割って入り，母を自分の方に引っ張って，母と2人でボールテントの中に入って遊び始めた。周囲から守られた一番安心できる場所に母と一緒に入って遊んでいるのである。筆者が母と話をしていると，筆者の足をさり気なく踏んで去っていく。筆者に対する親近感と怒りの感情をこのようなさり気ない行動で示していることに，筆者は子の繊細な気持ちを微笑ましく感じ取り，それを母に語ることによって，母も子の何気ない行動の背後にいかに子の気持ちが反映されているか，次第に気づくようになっていった。

第8～9回（3ヶ月後）

母の口から，先日家族で旅行に出かけた時のエピソードが語られた。旅館に行くまでの道中，坂道が長かったが，最初子は歩くと元気よく宣言して張り切っていた。しかし，次第に疲れてきたのか抱っこを要求してきた。母が

「さっき自分で歩くと言ったでしょ」と励ました時だった。子は穏やかで甘えた口調で，「大きな船はタグボートを運ぶ！」と要求したというのである。「タグボート（自分）は大きな船（父）が運んでくれる！」と言いたかったのだろうと母はすぐにわかり，父が抱っこをしてくれて無事目的地に到着することができたという。母は子の気持ちが理解できたことを心底喜んでいるのがひしひしと伝わってきた。

こうして母は子の日頃の言動の意味を感じ取ることが容易になるとともに，そのことを子に伝えることで2人の関係は急速に深まっていった。それは見ていてとても微笑ましい光景に映った。毎回筆者に届けてくれる日記には日頃の何気ない出来事の中でのうれしい発見が楽しそうな文面で綴られていた。

甘えてくる子を思わず遊びに誘う母

第9回のセッションでの一場面である。スタッフと子が遊んでいた。すると突然子が母の方に接近して，頭を膝の上に突っ込むようにして飛び込んできた。その時すぐさま母は子を抱いてやったが，まもなく遊戯室の左奥にぶら下がっていたサンドバック（ボクシング用）が目に入ったのか，母は急に子に向かって「あれ（サンドバッグ）にバン！　と叩いてきて！」と指示した。すると子はすぐさま母に言われたように，サンドバッグの方に行って，叩いたのである。

この時筆者はとても驚いた。子は（アンビヴァレントながらも）母に甘えて接近していったのである。たしかに，母は一時子を受け入れたのであるが，すぐさま子を他の遊びに誘うことで，彼の関心を他のことに引き寄せようとしたからである。なぜこのような行動が咄嗟に現れたのか，そのことをすぐにその場で取り上げ，一緒に考えることにした。子がせっかく母を求めて接近し，勢いよく抱きついてきたにもかかわらず，なぜ母は子の気持ち（甘え）をしっかりと受け止めることができなかったか，そのことを問題にしたかったからである。

するとすぐに，母は以下のことを語り始めた。自分の父は仕事人間で休みなく働いていた。そんな人だから，のんびり何もしないでいるということは

耐えられないのだろう。自分もそんな父の影響を受けている。ついこのような対応をしてしまうのはそのためだろうというのである。この時の母は深く感じ入ったようで，しみじみとした語りは筆者のこころにも深く響いてくるものがあった。

事例E男のまとめ
　この事例では，母子間の「アンビヴァレンス」を過度に刺戟することなく，母に肩の力を抜くように助言しながら，子のさりげない振舞いの中に，母との関係を求める思いが潜んでいることを代弁するように介入していった。すると，母が子を見守ることの難しさの背景に，自らの幼少期の父娘関係が深く関与していることが浮かび上がってきた。父主導で常に振り回され，動かされ続け，父の期待に沿うことで自らの主体性を押し殺してきたということである。そうした母自らの気づきにより，母子関係は急速に修復されていくことになったことは確かであるが，それ以上に母にとって深い洞察へとつながったのは，母と筆者が面接している最中に子どもが突然母に頭から飛び込んできて，不自然な「甘え」を示した時のエピソードであった。筆者は子が母に甘えたくてやった行動であることにすぐに気付いたが，母は思わず子どもを他の遊びに誘うという行動に出た。子どもの「甘え」をさりげなく受け止めることができず，結果的に子どもを自分から引き離す行動に出ていたのである。そのことを「いま，ここで」筆者が即座に取り上げたことによって，母は過去の幼少期の親子関係での体験がいかに今の母子関係に濃厚に反映しているかに気付くことができた。そのことによって母は過去の子ども時代の自分と今の母としての自分が深く繋がっていることを実感することができる体験となっていったと思われるのである。

【解説】
「育てられる者」から「育てる者」へ
　母親自身，親になるまでは自分の両親によって「育てられる者」であった。しかし，子どもを持つことによって，「育てる者」になっていく。このことは「育てられる者」から「育てる者」に変化したということのみでなく，「育て

られる者」と「育てる者」という二重性を抱えながら生きていくことになるということを意味している（鯨岡，2002）。子どもである自分と親である自分が子育ての中で重なり合うようにして具現化していくということである。そのため，子どもを前にした親は，単に親として子どもに対峙しているのではなく，子どもとしての自分をもそこでいつの間にか体現していくことになる。そのことが如実に表現されるのは，「甘え」にまつわる言動が刺戟される母子の関わり合いの場においてである。

「アンビヴァレンス」の世代間伝達を断ち切る

　子どもを前にした母親が子どもの「甘え」をどのように感じ取り，どのように応じるか，そこに母親自身の過去の幼少期の「甘え」体験が如実に反映するものである。2つの事例はそのことを端的に示している。つまり，母親自身の幼少期の「甘え」体験が「アンビヴァレンス」の強いものであったならば，子どもの「甘え」を前にして，それを否定的に受け止め，対応することになりやすいということである。E男の母親において，子どもの「甘え」行動に対して思わず他の遊びに誘うことによって，「甘え」を受け止めることを回避しているところに，そのことが端的に示されている。そこに母親自身の「甘え」体験に対する否定的な価値観が潜んでいることを見て取ることが大切になる。そしてそのことを取り上げ，母親とともに考えてゆくことによって，過去の「甘え」体験による拘束から解放される可能性が生まれてくることになるのである。

関係発達臨床の目指すものは関係の治療である

　以上，述べてきたように，筆者の治療的観点に立った時，治療の対象と目指す方向は，子ども個人や母親個人に対する治療ではない。母子双方の様々な言動の背後に動いている情動，とりわけ「甘え」に着目することによって，その「アンビヴァレンス」がどのような形で表現されているか，そこに焦点を当てた関係の治療だということである。このことを通して，両者の関係を拘束しているものが何か，その歴史的背景を探っていく。このような視点から関係の問題の所在を明らかにしていくことによって，関係そのものの変容が期待できると思われるのである。

第7章
「関係」からみることによって自閉症スペクトラムの理解はどう変わるか

1　自閉症スペクトラム研究における本研究の独創性

　「はじめに」でも述べたように，本書の目的の一つは，自閉症スペクトラム，すなわち乳幼児期早期段階で母子関係の成立に困難をもつ子どもたちを，いまだ疾病としては成立していない萌芽の段階（診断基準には該当しない状態）から捉え，どのようにしてわれわれが日頃目にする病態（診断概念に該当する状態）へと変容していくかを，可能な限り前方視的に検討することにあった。そのため，乳幼児期の子どもたちとその母親の関係のありようを直接観察によって捉え，そこで生起する母子関係の様相に現象学的立場（第1章第6節（18頁）と第7節（22頁）参照）から迫っていくことを試みた。その際，筆者は「甘え」という情動のありようを基軸にして母子関係の内実を捉えるという方法を取った。「甘え」というわが国独特の文化がわれわれの内面に息づいていることを考えると，この視点は従来の行動科学的研究の限界を超える大きな可能性を秘めていると実感したからである。

　本書では，0歳台の乳児期から2歳台まで，つまり3歳未満の事例を主な対象としている。自閉症スペクトラムの臨床診断が一般に3歳台において確定すること（つまりはASDの病態が完成するということ）[31]を踏まえて，0歳から3

---

[31]　「自閉症スペクトラム」と「ASD」の使い分けについては脚注9（24頁）参照。

歳未満の生後3年間の病態成立までの発達過程を母子関係に焦点を当てながら現象学的に捉えることによって，ASDの成立過程を明らかにしようと目論んだものである。

　これまでこのような試みがほとんど行われてこなかったのには大きな理由がある。精神医学の立場からこのような研究をしようとしても，臨床の場で出会う子どもたちはASDの診断が疑われての受診となるため，すでにその時点では症状や障碍とされる状態が前景に浮かび上がっていることが多い。そのため，年齢は3歳台が多く，早い場合でも2歳台後半である。1歳台でどこかに受診してもいまだ明確な診断はできないので経過を待つという対応が現場で行われることは少なくない。1歳台の子どもたちに臨床の場で出会うことは極めて少なく，その多くは乳幼児健診の場ということになる。したがって，従来の臨床研究では，病態が成立した段階での子どもたちが主な対象となるため，ASDという病態がいかなる過程を経て生まれるのか，その成因論的検討は後方視的にならざるを得なかった。その結果，成因論的検討も推論の域を出ないという限界があったのである。

　筆者は幸いMIUという恵まれた環境で，いまだASDの病態に至る前段階にある子どもたちに出会う機会を持つことができた。そのことによって，0歳から2歳台までの子どもたちを数多く直接観察することが可能となった。

2　0歳台（乳児期）における母親に対する回避的反応と「アンビヴァレンス」の萌芽的段階

　本研究でも乳児期での事例を直接観察する機会は稀であったことから，対象事例の0歳台について，両親（主に母親）から情報収集することによってそれを補った。その結果，明らかになったことは，この段階にあっても，母子関係において「アンビヴァレンス」が様々な反応を通して確認されたことである。その多くは，母親の働きかけに対する回避的反応（視線回避など）としてその異常に気付かれている。

0歳台も後半になって自力での移動運動も可能になっていくと、さらに明瞭な形で子どもの回避行動が顕在化している。抱かれるとむずかって降りようとし、降ろされると再びむずかって抱かれようとするといった子どものデリケートな反応である。「抱かれると離れようとし、離れると抱かれようとする」という、母との間で起こる関係の特徴は、すでにそこに明確な形で「アンビヴァレンス」を捉えることができる。そこには母子双方の間で悪循環が生じ、いつまでたっても母と子との間で好ましい身体接触が生まれない。ここに母子関係の原初段階での問題を見て取ることができる。

さらに、乳児の直接観察が可能であった3事例において、乳児の回避的反応を母子関係の視点から捉え直すと、そこに母親の働きかけのもつ知覚刺戟が子どもにはあまりにも侵入的に映ることによって、その刺戟を回避するための反応であることが確認されている。

ただ、ここで忘れてはならないのは、アタッチメント形成をめぐる問題が子どもに強い不安をもたらすことによって、母親からの刺戟がいかに些細なものであっても、子どもは過敏に、かつ侵入的に感じやすくなるということである。知覚刺戟は当事者がいかなる心的状態にあっても、恒常的なものとして受け取られているわけではないからである。

以上述べた0歳台での子どもの行動特徴を母子関係の文脈で捉え直すと、そこには明確な形で「アンビヴァレンス」の特徴を見て取ることができる。すでに0歳台においてASDの萌芽段階を明瞭に認めることができることをわれわれははっきりと自覚しておく必要がある。

3　1歳台にみられる「アンビヴァレンス」の表現型の原初的形態

0歳台において萌芽的段階として確認された「アンビヴァレンス」が、1歳台においてはより一層明瞭な形で母子関係のありようとして顕在化していることが、対象となった8例すべてにおいて確認されている。

その母子関係の特徴を、子どもの行動として捉えれば以下のようになる。

母親が直接関わろうとすると回避的になるが，いざ母親がいなくなると子どもは心細いという反応を示す。しかし，母親と再会する段になると再び回避的反応を示す。

そのため，両者の間でいつまで経っても好ましい関係の深まりが生まれず，逆に両者ともに強いフラストレーションを体験することによって，その関係は負の循環を生むことになる。

このような母子関係の独特なありようを筆者は「関係からみた甘えのアンビヴァレンス」として抽出し，子どもは「甘えたくても甘えられない」心理状態を体験していると考えたのである。

4　「甘えたくても甘えられない」心的状態の子どもはそれにどう対処するか

最近，筆者は大学の教育の場で大学院生や学部生などと議論をする際に，必ずといっていいほど次のような質問を彼らに投げかける。

もしもあなたが1歳か2歳の子どもで，「甘えたくても甘えられない」状況に置かれたとすると，どのような気持ちになり，母親に対してどのような行動を取るか，感じたまま述べて欲しいと。

すると彼らから返ってくる回答の多くは，本書で第4章に描き出された様々な反応に該当するものである。このことは，筆者が乳児期から幼児期早期において発見した「関係からみた甘えのアンビヴァレンス」すなわち「甘えたくても甘えられない」こころのありようは，いまだ素人に毛の生えたような学生が，自らのこころのありように向き合うことで理解できる性質のものだということをいみじくも示している。学部の1年生の回答をいくつか列挙してみよう。

• 「母親に甘えたいが，どうすればいいかわからないし，それに対して母親が応えるのかどうかもわからないので，〈こうしたら怒るかな〉〈こうしたら頭を撫でてくれるかな〉というふうに，母親に対してすごく気を遣って接すると思う。常に母親の顔色をうかがわなければならないので，精神的に疲れてしまい，

結果的には母親に甘えることなく，一人遊びに熱中すると思う。」
- 「母親が好きだったら気を引こうとする。一緒に遊んでもらおうとする。母親にくっついて抱っこしてもらいたいし，ずっとくっついていたいと思う。玩具を持ってきたり，母親の気を引くために少し危ないことをしてみたりするかもしれないと思う。または母親に近づかないで，母親に自分のことを気にしてもらうために，敢えて離れるという方法もあると思う。泣いてみたり，駄々をこねたりすると思う。それで母親が甘やかしてくれたらよいが，怒られたらそれこそ何の感情も感じない子どもになるしか方法がなくなってしまう。母親が甘やかしてくれない人なら，駄々をこねるより別の方法を試す方が良いかなとも思う。」
- 「母親があまり子どもと積極的に遊ぼうとしないならば，きっと子どもは母親と一緒に遊びたいけど，遊んでくれない。だから嫌われていると思うようになる。そのため嫌われないように必死になると思う。だから母親にあまり自分から甘えられないし，少し距離を置いた態度で，嫌われないように気を遣いながら振舞うと思う。」
- 「母親が遊び相手になってくれない時は，母親の関心を引きたいと思うが，きっと鬱陶しがられたり，嫌がられたりするため，一人で遊ぶ。他人が一緒に遊び相手になってくれるのは嬉しいが，あまり他人に懐くと，母親が良い気はしないのではないかと思う。他人がいなくなるのは嫌だが，母親の顔色をうかがって平気な顔をすると思う。もしも母親の前で危ないことをしたりすると，母親が気になってしまい，自分に関心を寄せることでまたいらいらさせてしまうかもしれないので，私だったら絶対にしないと思う。」
- 「母親が自分の遊び相手になってくれないと，何か自分は悪い事をしたのではないかと思うかもしれない。すると，母親に嫌われないように，母親に褒められるようなことをしようと必死になると思う。もしそれでも母親が自分に関心を寄せてくれない時には，どうしてよいかわからなくなるのではないかと思う。」

　これらの回答を読んで驚かされるのは，本書で示した自閉症スペクトラムの

子どもたちが「甘え」の世界で示している振舞いの多くは，われわれ自身が日常的に素朴に感じることのできるこころの動きそのものだということである。つまり，本書で筆者が提示した乳幼児期の自閉症スペクトラムの子どもたちの生き様の多くは，日常語で理解できるような性質のものなのである。

5 「アンビヴァレンス」によって生まれる不安への多様な対処行動

1歳台で明瞭に顕在化していく回避的行動は，母親にも強い不安と焦燥感を生み，母親の関わりが子どもにさらなる回避傾向を強めることになる。こうして母子関係に負の循環が生まれ，母子双方ともさらなる多様な反応がもたらされることになっていく。2歳台，3歳台以降の子どもにみられる母子関係の様相はそのことを端的に示している。

「甘えたくても甘えられない」子どもたちは，常に母親の顔色をうかがいながら振舞う。対人回避的傾向が強い場合には，「いつまでも落ち着かず，母親から距離を取って動き回る」，「同じことを繰り返すことで不安を和らげる」反応を生むことになるが，それが脅かされそうになれば，「自分の世界を極力変化のないものに保とうとする」ことに発展する。そして，困った時にも母親に助けを求めることができず，何事も「自分一人でやり過ごす」ことになる。

子どもによっては，なんとか母親との関係を維持しようとして，あるいは自分への関心を引き出そうとして，いろいろな対処を試みることになる。「母親が嫌がることをことさらやる」こともあれば，「危険なことを母親の目の前でやる」ことによって，「母親の関心を引こうとする」こともある。

「変態的な依頼関係」が強くなれば，「母親の意に沿うように振舞う」ことで，母親に自分の存在を認めてもらおうとする。

母親の意図が掴み難い時には，なんとか母親に気に入られようとして「取り入る」あるいは「媚びる」ことになる。

母親のペースに圧倒されれば，母親の思いに翻弄されることもある。

第7章 「関係」からみることによって自閉症スペクトラムの理解はどう変わるか

もしも，このような何らかの明確な対処行動が困難な場合，あまりに強い不安に圧倒されて，周囲の刺戟が強い侵入性を帯び，それに子どもは圧倒されて身動きができなくなる。

3歳台以降では，これらの対処行動が絡み合うことで，母子関係はより一層複雑な様相を呈するようになっていく。

6　行動上の病理現象を対処行動として捉えることの重要性

以上述べてきたように，自閉症スペクトラムの子どもたちにみられる対処行動は，われわれにも身近なものから非常に深刻で想像もつかないようなものまで，実に多岐にわたっている。そして，こうした多彩な対処行動がこの2歳台で起こっているのである。

このことは臨床を考える上で，極めて重要な示唆を与えてくれる。それは何かと言えば，病理的色彩が強く，持続すれば深刻な病理現象へと発展しかねない対処行動をいかにして食い止めるかが重要な治療目標になるということである。

これらの対処行動はこれまで症状や障碍としてのみ捉えられ，ややもすれば好ましくないもの，病的なものとして取り除くべき対象とみなされてきたけれども，実はそうではない。これまで症状とみなされてきたものの多くは，彼らなりにそれ以上深刻な状態，つまりは不安に圧倒されるほどの苦悩を味わうことを回避するための「もがき」としての対処行動であるのだ。

彼らのそのような試みを取り除くことを目指す治療や支援は彼らをより一層深刻な状態へと追い込むことに繋がりかねない。したがって，症状や障碍に注目するのではなく，その背後に動いている「甘え」にまつわる情動に着目し，それにいかに対応するかを第一目標に据えた治療や援助の方策を考えることが重要になる。もしも症状や障碍に特化した治療にこだわるならば，「甘えたくても甘えられない」という「アンビヴァレンス」がより深刻なものになることが危惧され，それはさらに広範な精神病理的現象をもたらすことにも繋がって

いくのではないかと思われるのである。

7 「関係障碍」という視点の持つ意義
　　──母親の関与も子どもの行動によって引き起こされる

　恐らく研究者の中には本書の内容を読んで疑問を抱く方々も少なくないと思う。その多くはいわば原因論を巡る問題である。筆者が自閉症の子どもたちと出会った頃の悪しき「母原病」と，本書の内容を重ね合わせて，「母原病の再来」だとして捉えようとする方がいるかもしれない。

　誰しも陥りやすい思考の性向がある。何か好ましからざる事態が生じると，必ず人間はその原因を知りたくなる。原因がわかればそれなりに納得が得られるかもしれないし，事態も解決できるかもしれないと思うからである。しかし，そこで注意しなければならないのは，自然現象を理解する上で馴染んできた因果的理解を人間関係の問題に持ち込むことの危険性である。自然科学の世界では，現象を因果律によって把握するということを研究方法の柱の一つとしてきたため，人間科学の世界にもそうした直線的な因果論的思考が適用されがちであるが，人間関係における現象はそのように短絡的に理解することなど不可能である。

　たとえば，ASDでよく取り上げられる知覚過敏を考えてみよう。その原因は何らかの脳障碍に起因するものと見なされやすいが，たとえその責任病巣として何らかの脳所見が捉えられたとしても，その所見で示された変化が何によってもたらされたのか，その病巣を生んだ原因があるはずである。そこでその原因と思われるものを捉えたとしても，さらにその原因を探す，ということになる。このように「原因探し」の思考ではいつまで経っても最終的な結論は得られない。こうして「原因探し」という思考は無限に続くことになるのだ。[32]

　われわれ臨床家に現実的に求められるのは，少なくとも目の前の子どものこころのありようを，その養育者との関係，さらには子どもを取り巻く環境との関係において，素朴に感じられるままに捉えて理解しようとする姿勢である。

第 7 章 「関係」からみることによって自閉症スペクトラムの理解はどう変わるか

そして，そのありようをいかにして修復していくことができるか，そうした現実的な態度が臨床に従事するわれわれには求められている。

筆者が本書で提示した乳幼児期の母子関係の様相は，まさにそのようなものとして捉えた結果だということである。子どもの示す言動，母親の示す言動，その原因を何らかの脳障碍と結びつけようとしたり，あるいは相手の言動と直線的な因果関係で結びつけることなく，いま目の前で捉えられる母子双方の言動がいかなる背景のもとに現われたものなのかを歴史的，社会的，心理的な事象として理解していこうとする姿勢である。

本書のこれまでの議論から，子どもは 0 歳台，1 歳台，2 歳台と加齢とともに「アンビヴァレンス」に対処するために様々な言動を駆使するようになることが明らかとなったが，このことはけっして子どものみに当てはまることではない。筆者が「関係」の視点を強調するのは，子ども自身が母親の出方にいろいろと複雑な反応を呈すると同様に，母親自身にもそうした子どもの対処行動に応じて様々な言動が引き起こされているからである。

たとえば，子どもに自分が無視されるような態度を取られたならば，親とはいえ生身の人間であるため，平気でいられるはずはない。場合によっては莫迦にされたと感じる母親もいれば，見捨てられるのではないかと不安になる母親もいよう。どんなに熱心に働きかけても期待した反応がみられなければ，時に期待は失望に変わり，抑うつ的になり，ついには子どもから距離を取り，無視したくなることもあり得るのだ。自分が親になったと想像すれば，先ほどの学生の感想と同じような内容が，母親の子どもに示した言動についても語られることは容易に想像できる。子どもの様々な対処行動を母親の関わりとの函数で捉えることが求められると同時に，母親の子どもに対する言動についても，子

---

(32) このような思考は，哲学の世界で「無限後退」として説明されているもので，極力そうならないようにすることが哲学的思考においても重要であると言われている（西，2013）。ちなみに「無限後退」とは，ある事柄をなりたたせている条件（あるいは原理や原因）を考えても，その条件をなりたたせているための条件が，同じ論拠でまた求められねばならず，さらにその条件へと，無限にさかのぼらざるをえなくなることをいう（『哲学事典』平凡社，1971）。

どもの反応との函数で捉えることが大切だということである。
　「関係」からみることの重要性は，そういうことを意味しているのであって，子どもの反応は母親の関わり方によって引き出されたものだと，短絡的に述べているのではないことは肝に銘じておく必要がある。
　なぜこのようなことを筆者がくどくどと述べなくてはならないかといえば，筆者自身が「関係」を主張し始めた頃から，長年にわたってわが国の児童（青年）精神医学会で「母原病の再来」だとの誹りを受けてきたからである。このことは数年前に上梓した『子どものこころを見つめて』（小倉清氏と村田豊久氏との対談本で，筆者が聞き手をつとめた）（小倉・村田・小林，2011）において吐露しているが，今や当時とは異なり，「関係」なる言葉はまるで流行語のようにさかんに用いられるようになっている。しかし，その内実を見ると，その大半は行動科学的立場からの行動次元の「関係」に終始していて，当事者さらには治療者自身の「主観」そのものにはほとんど触れていないのが現状である。
　筆者は本書で，従来ASDと診断されてきた子どもたちとその養育者（母親）との関係の様相を，乳児期から可能な限り直接観察したデータをもとに，前方視的に克明に捉え，記述してきたが，その際，最も重視してきた筆者の基本的姿勢は，母子双方の「主観」の世界を，「甘え」という日本文化に独特な情動の世界を軸にしながら，描き出すことであった。そのような作業を通して，筆者は自らの「主観」の世界にしっかりと向き合うことがなにより重要であることを確信するに至った。
　その理由については，第1章第6節（18頁）において詳細に論じているのでここでは割愛するが，このような作業をやり遂げた今，自らの「主観」に向き合うことによって自分自身の臨床家として確かな手応えを実感している。それは何かと言えば，自閉症スペクトラムの子どもたち（とその養育者）のこころのありようを理解する上で何より重要な手がかりは彼ら親子と直接対峙した時に自らの内面に起こるこころの動きだということである。それは自分自身が己の気持ちや情動の動きを感じ取ることであって，けっして特別高尚なものではない。素朴に自ら感じたことに目を向けること，ただそれだけである。

第 7 章 「関係」からみることによって自閉症スペクトラムの理解はどう変わるか

8　母子関係のズレは何に起因するか

　先に治療者は自らの「主観」に向き合うことが大切であることを述べたが，それはなぜかと言えば，本書で明らかにしてきた自閉症スペクトラムの母子関係にみられるズレが何に起因しているかという問題と深く関係しているからである。

　筆者は母子関係の問題の基盤にある子どもの「アンビヴァレンス」を明らかにしたが，そこで生じている母子関係の問題は，コミュニケーション構造に照らしていえば，情動水準のコミュニケーション世界に深く関わるものである。

　筆者は以前コミュニケーション構造を，象徴的コミュニケーションと情動的コミュニケーションの二重構造（図 6）の問題として捉えながら，自閉症の言葉の問題を検討したことがある（小林，2000，11-15頁）。

　ここでいう象徴的コミュニケーションは，われわれが通常コミュニケーションとして考えているもので，話し言葉によるコミュニケーション（言語的コミ

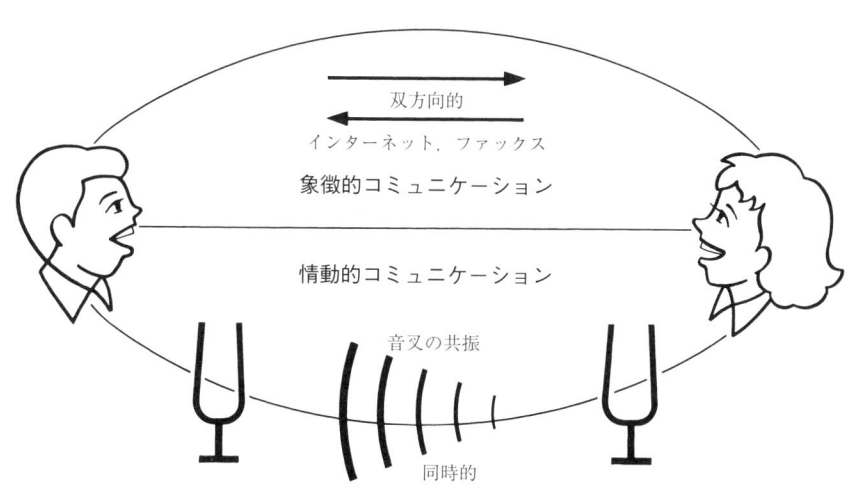

図 6　コミュニケーションの二重構造

（出所）　小林，2000，12頁

ュニケーション）のみならず身振りや表情などの非言語的コミュニケーションをも含むものとして規定しているが，それに比して情動的コミュニケーションは，いまだ明確な意図を持たない段階での，相互に情動が共振するように二者間を通底する性質をもつものである。特に大切な両者の相違点は，象徴的コミュニケーションが当事者によって意図的に遂行されているのに比して，情動的コミュニケーションは当事者の気付かないところで働いていることである。人間は成長発達によって社会性が広がりを持つにつれ，象徴的コミュニケーションの比重が大きくなり，情動的コミュニケーションの存在は忘れられがちであるが，実際には生涯を通して，通奏低音のようにして対人的コミュニケーションの基盤に働いているものである。

　本書で取り上げた「甘え」にまつわる母子関係は，まさにこの情動的コミュニケーションの世界の問題を意味する。自閉症スペクトラムの子どもたちは情動的コミュニケーションの世界で母親との関わりを持とうとしているにもかかわらず，母親は頭で考えながら象徴的コミュニケーションの世界で関わりを持とうと悪戦苦闘している。ここに自閉症スペクトラムの母子関係のズレを生み出す最大の要因がある。なぜなら情動的コミュニケーションの世界は当事者も気付くことの困難な，意識が介在しないという性質を帯びたものだからである。

　したがって，母子関係のズレがどこにあるかを明らかにしていくためには，われわれ治療者も情動的コミュニケーションの世界がいかなる性質のものかを体験的に理解しておくことがぜひとも必要になる。先に治療者が自らの「主観」に向き合うことの大切さを述べた理由はここにある。なぜなら情動的コミュニケーションの世界は当事者双方の情動が共振するようにして通底するという性質を有するため，相手の情動に自らの情動が共振したことに気付くことが，相手の情動のありようを感じ取る際の最大の手がかりとなるからである。

　では自らの情動の動きに気付くにはどうしたらよいのであろうか。第6章の母子治療で取り上げたように，母親が子どもの気持ちの動きを感じ取ることを困難にしているのは，なにがしかの囚われが母親自身にあるからである。したがって，治療では母親がそうした囚われから解放されることを目指す。そのこ

とによって初めて，母親は子どもの気持ちを感じ取ることができるようになっていく。われわれ治療者にも母親と同じ課題が突き付けられていると考える必要がある。自閉症の原因は脳障碍であるなどといった固定観念に囚われている限りは，本書での筆者の主張するところを理解することは困難ではないか。従来の発達障碍ないし自閉症概念を一度は取り払い，囚われのない心的状態になることでもって初めて，治療者も自らの「主観」に向き合うことの重要性に気付くことができるのではないかと思う。

9　日常語で理解することの大切さ

　このような作業の蓄積によって描き出された本書の内容，とりわけ「甘え」をめぐる（主に）生後3年間の母子関係の様相を振り返った時，改めて気づかされるのは，先に述べた基本的姿勢で描き出した母子関係の様相は，われわれ日本人が常日頃感じ取っている人間のこころのありようそのものであって，脳科学の知見などをわざわざ取り出さなくても日常語で理解できる内容だということである。このことはある意味至極当然な結果であってなんら不思議なことではない。なぜなら筆者自身が母子関係の様相を，自らのこころの動きに向き合いながら観察し，常日頃用いている言葉で記述してきたからである。筆者がこれまで生きてきた体験をもとに理解できる体験世界を基軸に描き出したものだということである。

　このことが，母子臨床（に限らず，こころの臨床すべて）において治療を実践する際に，極めて重要で，治療の鍵をも握るものだということに筆者は気づいた。自らの体験に根ざした理解のありようを抜きにして，相手を本当に理解するということにはならないからである。それは臨床の場において相手（患者，クライアント）のこころのありようを理解する上で最大の武器となる。そのことについては，第6章の治療実践でその一端を示している。

　「甘え」の世界に着目することで精神医学の世界において独自の精神病理と精神療法の道を切り開いた「甘え」理論の提唱者である土居（1994）は，常日

頃から日常語で患者のこころのありようを語ることの大切さを力説してきたが，それは，日本語という独自の言葉文化による理解を抜きに日本人のこころのありようの真の理解に達することはあり得ないという確信から生まれたものである。この土居の主張は筆者にとって大きなこころの支えとなったが，本書で筆者が目指したのはまさに土居のいう「日常語で語る」こころの臨床であったともいうことができる。

　これまで多くの研究者は，ASDの子どもたちがいかにわれわれ「健常者」とされる人間とは異なった存在かという視点から，障碍の内実を解明しようと躍起になってきたのではないか。そのよい例が「こころの理論」障碍仮説であり，脳障碍仮説である。このような流れがASD研究において今日まで続いてきたその最大の理由は何か。子ども自身のこころのありようそのものに直接触れることを回避し，いわば「客観的態度」を固持してきたからではないか。

　子どもや養育者の「主観」に配慮することが大切であることは今更言うまでもないが，それ以上に大切なことは，治療者（医療，教育，保育現場の従事者）自身の「主観」に真正面から対峙することである。それを回避している限り，ASDといわれる子どもたちの存在は不可思議な存在として映り続けるのではないか。

今後の展望——あとがきに代えて

　児童精神医学の歴史の中で「自閉症（ここでは ASD と称している）」問題は最大のテーマとして今日まで注目を浴びてきた。「自閉症」なる用語は今や一般の人々にも幅広く流布し，その症状や障碍の理解まで広がりを見せている。子どもの相談で訪れる両親が今では子どもの状態について症状や障碍に関する精神医学の専門用語をも駆使して説明することは珍しくないほどである。インターネットの時代において専門知識は専門家のみの占有物ではなくなっている。しかし，このような子どもに対する見方，捉え方が子どものあるがままの姿をきちんと捉えたものとしての深まりをもつものになっているかといえば，けっしてそうではない。ASD に対する見方は，今や家族においても特別異常な存在として捉える方向にますます変容している。

　今日精神医学の領域で用いられている専門用語は，行動科学的視点による行動に特化した捉え方を強く反映したものである。そのことにより，本書で述べてきたように，子どものこころのありようそのものから目を背けるとともに，対人関係障碍が中核的問題であるはずの ASD を理解しようとする際にも，母子関係の内実には一向に目が向かず，ただ子どものみを取り上げ，ASD を「個」の問題として捉え続けている。

　そのような動向に筆者は大きな疑問を抱き続けてきたが，本書で筆者が論じてきたのは，ASD と称されている子どもたちに対して，旧来の精神医学の枠組みから見た症状や障碍なる概念を通して捉えるのではなく，素朴にわれわれの日常生活での体験の延長として考えてみること，つまりは，日常語で子どもたちの生き様を捉え直そうとする試みである。

　ASD という精神障碍として捉えることで，われわれは知らないうちに ASD と呼ばれる子どもたちを，特別な原因をもつ特殊な存在として捉えがちであったが，実はそうではなくて，子どもたちの示す言動は母親との関係の中で見て

いくと,「甘え」にまつわる言動であることがわかってくる。そうすることによって, われわれも子どもの気持ちを自らの体験をもとに理解していくことの可能性が切り開かれていくと思われるのである。

本来, 他者理解はこのように自分の中に同じような気持ちが立ち上がることによって生まれるのであって, 自分の意識に内在するものとして実感することができて, 初めて可能になる性質のものである。その結果「腑に落ちる」体験となるのであって, 頭だけで理解しようとすることでは, 本来の他者理解は困難である。

本書で筆者が試みたことは, これまで「個」の病理として指摘されてきた症状（障碍）について「関係」からその成因論的意味を読み解こうとするものである。「個」の特徴として理解されてきたものを, その置かれた文脈から理解する, あるいは当事者の主体に焦点を当てて理解する試みだということができよう。

旧来の精神医学の病因論は, 患者の幼少期を後方視的方法でしか捉えることができないというどうにも超えがたい限界を有しているが, 本研究で筆者はその限界を超えるべく, 乳児期からの直接観察例を中心にして, 実際の母子関係の内実をもとに, 自閉症スペクトラム（ASDのみならず, ASDの病態が成立する以前の状態をも含むもの）の病態の成立過程の解明を試みた。本研究で得た知見は膨大なものであるが, そこから当面の課題として以下の諸テーマが浮かび上がってくる。

第一に, 本書で明らかにした生後3年間の自閉症スペクトラムの変容過程を, 生涯発達という視点から見たらどうかというテーマである。そのことによって, 「関係」からみるという視点の持つ重要性がさらに重い意味を持つことになるのではないかという期待がある。

第二に, 精神医学全体の問題とも深く関わるが, これまで精神医学の中で取り上げられてきた様々な精神病理現象の成り立ちがどのようなものか, 本研究

で得られた知見をもとに，発達精神病理学的検討が可能なのではないかということである。

　第三に，臨床医が，子どもたちやその家族から期待されているのは，ASD（に限った話ではないが）の治療についての新たな可能性である。「関係」をみることによって，ASDが示す様々な精神病理現象はけっして理解不能な手の届かないものではなく，日常の対人関係の中で誰にでも起こるようなこころの動きとして捉えることが可能ではないかということである。治療論については，あまりに楽観的に語るのは控えなければならないが，少なくとも生後3年間の「アンビヴァレンス」の萌芽段階で「自閉症スペクトラム」を捉えることができれば，関係介入の効果もかなり期待できるのではないかと思われるのである。

　ただ，注意を喚起しておかなければならないのは，これまで精神医学という学問の世界で「個」を中心にみてきた歴史を考えると，「関係」からみるというまさに「コペルニクス的転回」はさほど容易なことではない。しかし，筆者の臨床経験を踏まえて言えば，実際の親子では素朴に「関係」をみることも容易にできるようになるのではないか。そこに筆者は可能性を見出したいとの期待がある。

　それにしても本書をまとめる作業は苦労の連続で，多大な労力と忍耐を必要とした。MIUでの貴重な14年間の実践記録として残された膨大なビデオ録画データを振り返り，まとめていくことは，想像した以上に大変な作業であった。筆者が最も苦労したのは，ビデオ録画されたSSPでの母子関係の様相をいかに記述すれば読者にその実態をアクチュアルに感じ取ってもらえるかということである。そのため一つの録画ビデオを数十回も見直すことは珍しくなかった。しかし，そのような根気を要する作業を繰り返したおかげで，それまで見えていなかったものが次第に見えてくるという知的興奮を幾度となく味わうことができた。筆者の関係理解が深まるたびに，それが地となり，あらたな母子関係の様相が図として筆者の前に浮かび上がるという体験である。

　このような作業を繰り返すことによって，筆者自身の臨床感覚にも大きな変

化が生じたことは筆者にとって予想外の収穫であった。臨床家にとってこれほど劇的な体験はないのではないかと思うほどである。それは何かと言えば，「関係をみる」とはどういうことか，それを体感することができたことである。一言でいえば「関係をみる」とは自らの身体感覚を通して理解することだということである。

　本書全体を改めて振り返ると，筆者がここで明らかにしようとしたのは，結果的に「三つ子の魂百まで」という諺を再確認することであったのかもしれない。しかし，それは宿命論に与するものではなく，生後3年間の体験を対象化し深く内省することによって，自らの主体性を取り戻すことの可能性を示そうとする主張である。生後3年間という人生の最初の短い期間に，精神障碍において取り沙汰される多様な精神病理現象の萌芽を認めることができるという問題提起でもあるが，それは精神障碍発症の予防へと繋がるのではないかという筆者の密かな期待を込めたものである。本書がそのためのささやかな第一歩となればそれにまさる筆者の喜びはない。

　本書で取り上げた成果は筆者の長年の研究の蓄積に依っているが，これまでに多くの研究助成を受けた。今回は特に西南学院大学から研究インキュベートプログラムの助成を受けた。

　本書の最初の草稿に対して「哲学と臨床を語る会」の仲間である西研氏（哲学者）と山竹伸二氏（著述家）から忌憚のない意見をいただいた。本書が多少なりとも哲学的な思索を踏まえた内容になっているとすれば，両氏との議論に負うところが大きい。一読者の立場から佐川眞太郎氏（東洋大学）にも貴重な意見をいただいた。お世話になった諸氏に厚くお礼申し上げたいと思う。

　最後になるが，今回久々にミネルヴァ書房から本書を刊行していただくことになった。編集作業を通して率直で貴重なご意見を多々いただいた編集部吉岡昌俊様に心よりお礼を申し上げる。

　　　平成25年11月

　　　　　　　　　　　　　晩秋の博多の地にて　　小林隆児

文　　献

Ainsworth, M. D. S., Blehar, M. C., Waters, E. & Walls, S. (1978). *Patterns of attachment: A psychological study of the strange situation.* Hillsdale: Lawrence Erlbaum Associates.

American Psychiatric Association (2013). *Diagnostic and statistic manual of mental disorders 5th edition.* New York: American Psychiatric Publication.

Bateson, G. (1972). *Steps to an ecology of mind.* Chicago: University of Chicago. 佐藤良明訳 (2000). 精神の生態学改訂第二版．東京：新思索社．

Bowlby, J. (1979). *The making & breaking of affectional bonds.* London: Routledge. 作田勉監訳 (1981). ボウルビイ母子関係入門．東京：星和書店．

Conrad, K. (1966). *Die beginnende Schizophrenie: Versuch einer Gestaltyanalyse des Wahns 2nd edition.* Stuttgart: George Thieme Verlag. 山口直彦・安克昌・中井久夫訳 (1994). 分裂病のはじまり．東京：岩崎学術出版社．

土居健郎 (1958). 神経質の精神病理――特に「とらわれ」の精神力学について．精神神経学雑誌, 60, 733-744. 土居健郎 (1994). 日常語の精神医学．東京：医学書院, pp.9-39, 所収．

土居健郎 (1971). 「甘え」の構造．東京：弘文堂．

土居健郎 (1994). 日常語の精神医学．東京：医学書院．

土居健郎 (1998). 「甘え」概念の明確化を求めて――長山恵一の批判に応える．精神神経学雑誌, 100, 322-330.

土居健郎 (1999). 「甘え」概念再説――長山恵一氏の反論に寄せて．精神神経学雑誌, 101, 971-972.

土居健郎 (2001). 続「甘え」の構造．東京：弘文堂．

土居健郎 (2009). 臨床精神医学の方法．東京：岩崎学術出版社．

繁多進 (1987). 愛着の発達――母と子の心の結びつき．東京：大日本図書．

井村恒郎・新福尚武・荻野恒一・武村信義・西園昌久・小此木啓吾・土居健郎 (1968). 甘え理論（土居）をめぐって．精神分析研究, 14, 2-23.

Kanner, L. (1943). Autistic disturbances of affective contact. *Nervous Child*, 2, 217-250.

木村敏 (1994). 心の病理を考える．東京：岩波書店．

小林隆児 (1993). 自閉症にみられる「知覚変容現象」の現象学的研究．精神医学, 35, 804-811.

小林隆児 (2000). 自閉症の関係障害臨床．京都：ミネルヴァ書房．

小林隆児（2001）．自閉症と行動障害――関係障害臨床からの接近．東京：岩崎学術出版社．

小林隆児（2008）．よくわかる自閉症――「関係発達」からのアプローチ．東京：法研．

小林隆児（2010）．関係からみた発達障碍．東京：金剛出版．

小林隆児（2012）．拙著『関係からみた発達障碍』に対する滝川氏の書評を読んで．児童青年精神医学とその近接領域, 53(5), 649-651.

小林隆児・原田理歩（2008）．自閉症とこころの臨床――行動の「障碍」から行動による「表現」へ．東京：岩崎学術出版社．

鯨岡峻（2002）．「育てられる者」から「育てる者」へ――関係発達の視点から．東京：日本放送出版協会．

鯨岡峻（2005）．エピソード記述入門――実践と質的研究のために．東京：東京大学出版会．

鯨岡峻（2012）．エピソード記述を読む．東京：東京大学出版会．

丸山圭三郎（1981）．ソシュールの思想．東京：岩波書店．

中根晃（1978）．改訂増補自閉症研究．東京：金剛出版．

Newson, J. (1978). Dialogue and development. In A. Lock (Ed.), *Action, gesture, and symbol: The emergence of language.* New York: Academic Press, pp. 31-42. 鯨岡峻編訳著，鯨岡和子訳（1989）．母と子のあいだ．京都：ミネルヴァ書房，pp. 163-178.

西研（2001）．哲学的思考――フッサール現象学の核心．東京：筑摩書房．

西研（2013）．私信．

小倉清（2008）．本との対話　小林隆児著『よくわかる自閉症』．こころの科学, 140, 126.

小倉清・村田豊久・小林隆児（2011）．子どものこころを見つめて――臨床の真髄を語る．東京：遠見書房．

Rutter, M., Bartak, L. & Newman, S. (1971). Autism: A central disorder of cognition and language. In M. Rutter (Ed.), *Infantile autism: Concepts, characteristics and treatment.* Edinburgh: Churchill-Livingstone, pp. 148-171.

Schore, A. N. (2003a). *Affect regulation and the repair of the self.* New York: W. W. Norton.

Schore, A. N. (2003b). *Affect dysregulation and disorders of the self.* New York: W. W. Norton.

Stern, D. (1985). *The interpersonal world of the infant.* New York: Basic Books. 小此木啓吾・丸田俊彦監訳，神庭靖子・神庭重信訳（1989, 1991）．乳児の対人世界　理論編／臨床編．東京：岩崎学術出版社．

Sullivan, H. S. (1954). *The psychiatric interview.* New York: W. W. Norton. 中井久夫・

文　　献

松川周悟・秋山剛・宮崎隆吉・野口昌也・山口直彦訳（1986）．精神医学的面接．東京：みすず書房．

高木隆郎（1972）．児童期自閉症の言語発達障害説について．児童精神医学とその近接領域, 13, 285-294.

竹田青嗣（1989）．現象学入門．東京：日本放送出版協会．

竹友安彦（1988）．メタ言語としての「甘え」．思想, 758, 122-155.

滝川一廣（2012）．書評　小林隆児著『関係からみた発達障碍』．児童青年精神医学とその近接領域, 53(1), 71-73.

滝川一廣（2013）．発達障害における感覚・知覚の世界．佐藤幹夫編著．発達障害と感覚・知覚の世界．東京：日本評論社, pp. 57-112.

Werner, H. (1948). *Comparative psychology of mental development*. New York: International University Press. 鯨岡峻・浜田寿美男訳（1976）．発達心理学入門．京都：ミネルヴァ書房．

Wing, L. & Shah, A. (2000). Catatonia in autistic spectrum disorders. *British Journal of Psychiatry*, 176, 357-362.

《著者紹介》

小林隆児（こばやし・りゅうじ）

1975年　九州大学医学部卒業
福岡大学医学部精神医学教室入局，同講師，大分大学教育学部助教授，東海大学健康科学部教授，大正大学人間学部教授などを経て
現　在　西南学院大学人間科学部社会福祉学科／大学院人間科学研究科　教授
　　　　医学博士，児童青年精神科認定医，精神保健指定医，精神科専門医，臨床心理士
学会活動　日本乳幼児医学・心理学会理事長
専　門　乳幼児精神医学，児童青年精神医学，発達精神病理学
主　著　『自閉症の発達精神病理と治療』岩崎学術出版社，1999年
　　　　『自閉症の関係障害臨床』ミネルヴァ書房，2000年
　　　　『自閉症と行動障害』岩崎学術出版社，2001年
　　　　『自閉症とことばの成り立ち』ミネルヴァ書房，2004年
　　　　『自閉症の関係発達臨床』（鯨岡峻との共編著）日本評論社，2005年
　　　　『よくわかる自閉症』法研，2008年
　　　　『自閉症とこころの臨床』（原田理歩との共著）岩崎学術出版社，2008年
　　　　『自閉症のこころをみつめる』岩崎学術出版社，2010年
　　　　『関係からみた発達障碍』金剛出版，2010年
　　　　『子どものこころを見つめて』（小倉清・村田豊久対談，聞き手：小林隆児）遠見書房，2011年
　　　　『「甘え」とアタッチメント』（遠藤利彦との共編）遠見書房，2012年
　　　　『発達障害と感覚・知覚の世界』（共著）日本評論社，2013年
　　　　他共著多数

　　　　　　「関係」からみる乳幼児期の自閉症スペクトラム
　　　　　　　──「甘え」のアンビヴァレンスに焦点を当てて──

　　　　2014年2月10日　初版第1刷発行　　　　　〈検印省略〉
　　　　2017年1月10日　初版第2刷発行
　　　　　　　　　　　　　　　　　　　　　　　定価はカバーに
　　　　　　　　　　　　　　　　　　　　　　　表示しています

　　　　　　　　　著　者　　小　林　隆　児
　　　　　　　　　発行者　　杉　田　啓　三
　　　　　　　　　印刷者　　江　戸　孝　典
　　　　　　　発行所　株式会社　ミネルヴァ書房
　　　　　　　　　607-8494 京都市山科区日ノ岡堤谷町1
　　　　　　　　　電話代表　075-581-5191
　　　　　　　　　振替口座　01020-0-8076

　　　　　Ⓒ小林隆児，2014　　共同印刷工業・新生製本
　　　　　　　　ISBN978-4-623-06969-9
　　　　　　　　　Printed in Japan

自閉症の関係障害臨床
　　──母と子のあいだを治療する
　小林隆児 著
　　　　　　　　　　　　　　　Ａ５判　308頁
　　　　　　　　　　　　　　　本　体　3500円

自閉症とことばの成り立ち
　　──関係発達臨床からみた原初的コミュニケーションの世界
　小林隆児 著
　　　　　　　　　　　　　　　Ａ５判　236頁
　　　　　　　　　　　　　　　本　体　2800円

自閉症とコミュニケーション──心とことば
　西村章次 著
　　　　　　　　　　　　　　　四六判　260頁
　　　　　　　　　　　　　　　本　体　2200円

自閉症児の育て方──笑顔で育つ子どもたち
　渡部信一 編著
　　　　　　　　　　　　　　　四六判　208頁
　　　　　　　　　　　　　　　本　体　1600円

自閉症──私とあなたが成り立つまで
　熊谷高幸 著
　　　　　　　　　　　　　　　四六判　234頁
　　　　　　　　　　　　　　　本　体　1800円

保育のためのエピソード記述入門
　鯨岡　峻・鯨岡和子 著
　　　　　　　　　　　　　　　Ａ５判　256頁
　　　　　　　　　　　　　　　本　体　2200円

エピソード記述で保育を描く
　鯨岡　峻・鯨岡和子 著
　　　　　　　　　　　　　　　Ａ５判　272頁
　　　　　　　　　　　　　　　本　体　2200円

子どもの心の育ちをエピソードで描く
　　──自己肯定感を育てる保育のために
　鯨岡　峻 著
　　　　　　　　　　　　　　　Ａ５判　296頁
　　　　　　　　　　　　　　　本　体　2200円

関係の中で人は生きる
　　──「接面」の人間学に向けて
　鯨岡　峻 著
　　　　　　　　　　　　　　　Ａ５判　384頁
　　　　　　　　　　　　　　　本　体　2800円

自閉症のある子どもの関係発達
　　──「育てる─育てられる」という枠組みでの自己観の形成
　山崎徳子 著
　　　　　　　　　　　　　　　Ａ５判　274頁
　　　　　　　　　　　　　　　本　体　4500円

アタッチメント──生涯にわたる絆
　数井みゆき・遠藤利彦 編著
　　　　　　　　　　　　　　　Ａ５判　288頁
　　　　　　　　　　　　　　　本　体　3500円

アタッチメントと臨床領域
　数井みゆき・遠藤利彦 編著
　　　　　　　　　　　　　　　Ａ５判　320頁
　　　　　　　　　　　　　　　本　体　3500円

アタッチメントを応用した養育者と子どもの臨床
　ダビッド・オッペンハイム／ドグラス・Ｆ・ゴールドスミス 編
　数井みゆき・北川　恵・工藤晋平・青木　豊 訳
　　　　　　　　　　　　　　　Ａ５判　340頁
　　　　　　　　　　　　　　　本　体　4000円

───── ミネルヴァ書房 ─────
http://www.minervashobo.co.jp/